小康路上一个都不能掉队！

——习近平 2017 年新年贺词

发展残疾事业，加强残疾康复工作。

——习近平中共十九大报告

《精神疾病康复社会工作实手册》
作者名单

朱世明　香港注册社工，新生精神康复会专业服务经理（职业康复及就业服务）

罗家平　香港注册社工，新生精神康复会专业服务经理（住宿服务）

陈心慧　香港注册社工，新生精神康复会社会企业助理总经理

李肖冰　香港注册社工，新生精神康复会社会工作督导主任

陈鳳翔　香港注册职业治疗师，新生精神康复会督导主任

林铭伟　香港注册职业治疗师，新生精神康复会督导主任

黄嘉卿　香港注册社工，新生精神康复会督导主任

饶欣怡　香港注册社工，新生精神康复会社会工作主任

陈龙辉　香港注册职业治疗师，新生精神康复会一级职业治疗师

谢可忻　香港注册职业治疗师，新生精神康复会一级职业治疗师

谭以晶　香港注册职业治疗师，新生精神康复会一级职业治疗师

陈嘉仪　香港注册社工，新生精神康复会宿舍主任

社会服务发展研究中心　主编

康复社会工作实务系列

（社会工作实务手册·第二辑）

精神疾病
康复社会工作实务手册

香港新生精神康复会　　著▌

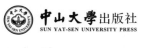

中山大学出版社
SUN YAT-SEN UNIVERSITY PRESS

·广州·

图书在版编目（CIP）数据

精神疾病康复社会工作实务手册/香港新生精神康复会
著．—广州：中山大学出版社，2018.1
（社会工作实务手册．第二辑：康复社会工作实务系列）

ISBN 978 - 7 - 306 - 06205 - 5

Ⅰ．①精…　Ⅱ．①香…　Ⅲ．①精神病—康复训练—社会工
作—手册　Ⅳ．①K749 - 62

中国版本图书馆 CIP 数据核字（2017）第 249355 号

出 版 人：徐　劲
策划编辑：葛　洪
责任编辑：葛　洪
封面设计：林绵华
责任校对：王旭红
责任技编：何雅涛
出版发行：中山大学出版社
电　　话：编辑部 020 - 84111996，84113349，84111997，84110779
　　　　　发行部 020 - 84111998，84111981，84111160
地　　址：广州市新港西路 135 号
邮　　编：510275　　传　真：020 - 84036565
网　　址：http：//www. zsup. com. cn　E-mail：zdcbs@ mail. sysu. edu. cn
印 刷 者：广东省农垦总局印刷厂
规　　格：787mm×1092mm　1/16　15.125印张　150 千字
版次印次：2018 年 1 月第 1 版　2018 年 1 月第 1 次印刷
定　　价：39.00 元

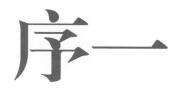

序一

张建宗
香港特别行政区政府政务司司长

　　我们每个人无论贫富伤健，都有天赋的能力和权利。残疾人士虽然在某些方面受限制，也要克服种种挑战，但亦有自己的特长和才干，只要给予适当的机会，就可以和你我一样为社会做出贡献。

　　香港特别行政区政府（下称"香港特区政府"）矢志构建一个关爱互助，伤健共融的社会。自2008年8月31日起，联合国《残疾人权利公约》（下称《公约》）已适用于中国内地及香港特别行政区。《公约》的宗旨是促进、保护和确保所有残疾人士充分和平等地享有一切人权和基本自由。特区政府一直致力透过不同的措施，加强残疾人士的能力，支持他们全面融入社群，以体现《公约》的精神。

　　我衷心感谢社会服务发展研究中心（下称"社研"），致力推动香港与内地社会福利服务的知识传播及经验交流，更借诸督导和培训工作，提升内地社工服务的专业水平。"社研"联同 6 间香港的福利机构，出版一套 7 册的"康复社会工作实务系列"丛书（下称"康复实务"），就（1）肢体残疾及慢性疾病；（2）智力残疾成人；（3）精神健康；（4）听力损伤；（5）视力损伤；（6）学前发展障碍儿童及（7）康复社会工作基本理论与方法，作专题探讨，深入介绍不同范畴的康复服务在香港的发展情况，供内地的广大读者和福利界同工参考。我深信，"康复实务"将有助于内地社会工作及康复服务的进一步发展。

特区政府的康复政策目标，是建立无障碍环境，让香港在硬件、软件以至文化思维上，体现出平等、共融的精神，并帮助不同年龄层、不同类别的残疾朋友发挥所长。我们投放于康复服务的整体经常性开支持续增

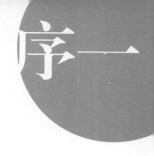

序一

长，由 2007—2008 财政年度的 166 亿港元，增至 2016—2017 财政年度的 301 亿港元，增幅达 81 个百分点，充分说明我们的承担和诚意。

此外，特区政府康复政策的覆盖面非常广泛。除了"康复实务"涵盖的范畴外，亦致力协助残疾人士升学、就业和融入社区；构建无障碍配套设施；支援残疾人士家属及照顾者；支援病人自助组织的发展；透过宣传教育、资助社会企业及配对商界捐款等不同方式，启动民商官的跨界力量，共同参与推动有利残疾朋友发展的政策举措等，务求在公共资源投入及政策设计上协同配合，为残疾朋友提供及时、适切和到位的支援。

过去 9 年，我作为特区政府的劳工及福利局局长，深深明白到，香港康复服务持续和显著的进步，全赖一班默默耕耘的福利界同工、社会工作者，以及像"社

3

研"一样的民间机构，与特区政府的紧密合作。我期盼内地的福利界同工和社会工作者，能从"康复实务"中得到更多启迪，为你们在推动康复服务发展的路上，加添知识、智慧和力量。

序二

杨茂
中央人民政府驻香港特别行政区联络办公室社会工作部部长

欣闻香港社会服务发展研究中心（简称"社研"）又一力作——"康复社会工作实务系列"丛书即将付梓，谨此表示衷心祝贺！

2007 年以来，"社研"因应国家大力发展社会服务和培养社会工作人才需要，大力推动香港与内地社会福利服务交流与合作，派出大批资深香港社工到深圳、东莞、广州等"珠三角"地区开展督导工作，同时为内地民政系统官员和一线社工提供培训服务，培养了大批优秀社工人才，为内地社会服务工作快速发展和社工人才队伍建设做出了突出贡献。然而，有幸接受香港督导"面授机宜"的人数毕竟有限，为扩大影响面，让香港社会福利界的先发优势和资深社工的经验惠及更多内地社工，让更多内地相关政府部门人员更好地了解和借鉴香港社会服务工作经验，"社研"近年适时将香港督导在内地工作的经验汇编成册，连续出版了多部社工专业书籍，反响热烈，广受内地社工专业人士的欢迎。"康复社会工作实务系列"丛书更是"社研"自 2013 年出版《社会工作实务手册》（中山大学出版社，2013）后又一套较为全面的社工专业手册。该书共 7 册，由"社研"联合香港不同类型的康复机构共同撰写，聚焦康复社会工作，内容涵盖肢体残疾及慢性疾病、智力残疾成人、精神健康、听力损伤、视力损伤、学前发展障碍儿童康复及康复社会工作基本理论与方法，内容充实，案例丰富。相信该书的出版，将为内地同行学习和了解香港经验提供有益借鉴，必将有利于内地康复领域社会工作的专业化发展。

经过十多年的努力，内地社会工作已取得长足进展，社会工作人才数量大幅增加，但离"建立一支宏大

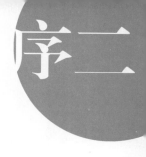
序二

的社会工作人才队伍"的目标还有不小差距。期望"社研"不忘初心，不懈努力，发挥自身优势，继续协助内地培养社工人才，推动开展社会福利事业，不断在理论和实践上为内地社会工作建设添砖加瓦！

序三

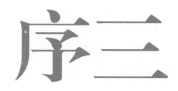

邱浩波
社会服务发展研究中心主席

　　社会服务发展研究中心（以下简称"社研"）一直致力推动内地及本地社会服务发展。"社研"于2007年开始在深圳启动"先行先试"的社工督导计划——"内地社工专业督导计划"，到现时曾接受"社研"香港督导顾问培训的学员已遍布全国。此外，"社研"还在各方面支持内地社工专业发展，所以除督导计划外，"社研"在出版工作上亦投入了不少心力，希望以文字留下宝贵印记。"社研"分别出版《先行先试：深圳社工专业闪亮点》（中山大学出版社，2011年）、《社会工作实务手册》（中山大学出版社，2013年）以及《同心同行：香港顾问及深圳社工机构交汇点》（中山大学出版社，2015年），这些书籍均针对内地社工服务专业发展的需要而出版，深受两地同业的认同。内地发展社工服务已接近10年时间，整体社工发展模式已渐上轨道，近年重点亦逐步走向专项化服务发展轨道。

　　康复服务在社工专业服务中是一个重要的领域，世界上有 10 亿残疾人，约占全球人口的 15%，其中近 2 亿受着相当严重的功能困难的困扰。根据统计，2010 年，中国内地的残疾人已高达 8 502 万人。康复人士的社会服务需要实在不容忽视。有鉴于此，"社研"特意筹备"康复社会工作实务系列"丛书。本系列丛书一套 7 册，《康复社会工作基本理论与方法实务手册》为导读手册，概括介绍残疾的概念、分类和统计、康复社会服务的演进、现时主要康复社会工作以及无障碍环境的配套设施。而其余 6 本手册则分别深入介绍 6 大康复社会工作的理论与技巧，包括智力残疾成人、学前发展障碍儿童、视力损伤、肢体残疾与慢性疾病、听力损伤及精神健康这 6 大领域的康复社会服务。专题手册注重实务经验上的分享。内容除解释致残成因及预防问题外，还重点介绍现时香港该残疾领域所提供的服务及服务成效

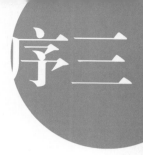

评估方法、社工实务工作手法，并辅以在个案、小组及社区工作上的实务分享。"社研"希望透过这套手册向内地介绍香港康复服务的状况，增进两地业界更多的交流，推进康复服务的创新和发展，令残疾人士及其家属在艰辛而漫长的康复过程中得到更适切的服务。

"社研"特意邀请6间提供优质康复服务的香港社会服务机构撰写专题手册，当中包括扶康会（智力残疾成人康复）、协康会（学前发展障碍儿童康复）、香港盲人辅导会（视力损伤）、香港复康会（肢体残疾与慢性疾病）、香港聋人福利促进会（听力损伤）及新生精神康复会（精神健康）。"社研"感谢这6间香港社会服务机构无私地分享他们在康复领域内的知识及宝贵经验，并派出资深同工参与本套手册的编辑小组工作，令这套手册得以顺利出版。

前言

香港的精神疾病康复服务，已由过去的院舍庇护式，发展至现时的社区支援式，而复元理念对精神疾病康复者的整全发展及融入社会成效相当显著，值得各地参考借鉴。近年，中国内地在康复服务方面发展蓬勃，中国内地与香港特区的经验交流，带动了两地精神康复服务的发展与优化，康复者的生活素质亦得以持续提升。

感谢社会服务发展研究中心对新生精神康复会服务的肯定，邀请本会参与编写《康复社会工作实务手册》之《精神疾病康复社会工作实务手册》，藉此集结本会于香港精神疾病康复服务方面的经验，把现时"复元为本"社区精神疾病康复服务之运作模式及实践与内地同行分享。本书分为五大部分，深入浅出地介绍了精神健康的定义及精神疾病的成因与预防、香港精神健康服务的发展、社区支持服务（住宿服务/职业康复服务/精神健康综合社区中心）、社区倡导及公众教育以及精神疾病康复服务的成效评估。

　　本书不单阐释理论架构，亦包含服务重点、个案及小组的实践，是推动精神疾病康复服务社会工作的重要参考。希望通过本书，能够帮助同行更有效地为中国内地精神病康复者及其家属提供适切的服务，让精神病康复者能在身、心、灵方面得以全面发展及成长，以参与社会，踏上健康的复元路。

新生精神康复会行政总裁

游秀慧

目录

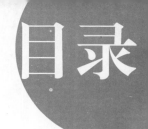

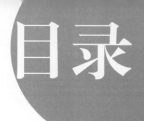
目录

目录

第一章

精神健康及精神疾病的成因与预防

精神健康的定义

　　人们于生活上往往面对不同的挑战，并构成不同程度的压力和情绪困扰。如果处理不当，便很可能影响我们的精神健康，甚或导致精神疾病。现时世界上较为普遍使用以诊断精神疾病的参考资料有二，分别为《精神疾病诊断和统计手册》（The Diagnostic and Statistical Manual of Mental Disorders，简称DSM）以及《国际疾病伤害及死因分类标准》（International Statistical Classification of Diseases and Related Health Problems，简称ICD）。

1.1.1　《精神疾病诊断和统计手册》

　　《精神疾病诊断和统计手册》（DSM）由美国精神医学学会（American Psychiatric Association）出版，内容包括对各种精神疾病的描述、症状以及诊断标准，其为专业人士提供了一套权威性及国际通用的诊断精神疾病的标准。自1952年出版以来，DSM会定期被检讨及更新，现时最新的版本为2013年出版的第5版，即DSM－V。

1.1.2 《国际疾病伤害及死因分类标准》

《国际疾病伤害及死因分类标准》（ICD）是世界卫生组织依据疾病的某些特征，按照规则将疾病分门别类，并用编码的方法来表示的系统。其中的第五章对300多种精神与行为疾病进行了详细分类。这是在40个国家的100多个临床和研究中心实地广泛测试后编辑的。自1948年发表以来，ICD会被定期检讨及更新，现时最新的版本为1994年发表的第10版，即ICD－10，ICD－11修订本预计将于2017年出版。

1.1.3 世界卫生组织对精神健康的定义

很多人误以为没有精神疾病便等于精神健康，甚至可能认为只是患有精神疾病的人才需要关注精神健康问题。其实不然，事实上精神健康问题与我们每个人都息息相关。

根据世界卫生组织的定义，精神健康是"一种健康状态，在这种状态中，每个人能够认识到自己的潜力，能够应付正常的生活压力，能够有成效地从事工作，并能够对其社区做贡献。"由此可见，精神健康其实是指精神上处于一种健康状态，人们能够应付各种日常生活上的事宜。

1.1.4　2010 年香港精神健康调查

　　"香港精神健康调查 2010"由香港中文大学精神科学系、香港大学精神医学系与香港医院管理局联合组织，目的是为了搜集有关精神健康方面资料，以对香港市民的精神健康状况有更深入的了解，从而计划未来的精神健康服务发展。在 2010 年至 2013 年期间，通过随机抽样成功访问香港 18 区 5 700 多名、年龄介乎 16～75 岁的市民进行了精神健康评估，完成了为期 3 年的香港精神健康调查。2012 年发表的中期报告显示，在 2 500 名 16～75 岁的受访者中，14.5% 有明显的情绪问题，包括抑郁焦虑症等，有情绪问题的药物滥用者比例更达 22.7%。生活节奏急促，工作压力沉重亦是引致精神疾病个案与日俱增的原因。就以上调查结果，主办方又于 2014 年 11 月进行了香港精神健康调查跟进研究，旨在更深入分析香港市民的精神健康状况及精神异常成因，以助找到更有效的预防精神健康问题的方法。

　　由以上调查可见，精神健康问题值得大众关注。然而要了解如何预防精神疾病，便需要先了解其不同的成因。以下章节将会介绍精神疾病的普遍成因。

精神疾病的成因

　　精神疾病的成因在过去一直是广泛讨论的命题，例如关于其是先天因素还是后天因素所导致之争论。自1977年美国精神科教授 Dr. George Engel 提出"生物心理社会模式"（Bio-Psycho-Social Model）以来，多数论者逐渐趋于一致地认为，精神疾病是由生物、心理、社会三个层面的因素彼此关联所导致。

1.2.1　生物因素

　　精神疾病成因的生物学解释认为，病人可能有不同的脑部结构或神经传导物质不平衡等与遗传相关的问题。

1. 遗传

　　不同的精神疾病与遗传因素的关系并不相同，较为受遗传因素影响的精神疾病包括精神分裂症、躁狂抑郁症等重性精神疾病。以精神分裂症为例，一般人的终身发病率为1%，但若父母中的一方是患者，下一代患病的几率约为15%；若父母均是患者，下一代患病的机率约为45%。此外，有遗传学研究发现，同卵双胞胎共同患病率大约是50%，远高于异卵双胞胎15%的发病率。由此可见精神疾病发病率与遗传的关系甚为密切。

2. 滥药和滥毒

（1）止咳水。止咳水是一种容易在一般药房购买到的成药，药学上的正式用途为止咳、收鼻水、改善伤风症状。但这亦是滥药者常用的毒品之一，如果服用分量或次数多于医生建议，又或是不为治病用途而服用，原则上已算是滥用止咳水。大量服用止咳水，会令人焦虑不安，心律失常，部分人甚至会产生类似思维失调的精神失常，例如幻觉、妄想、胡言乱语、行为怪异等。部分精神失常个案会演变成精神疾病，其病症并不会因停止滥药而消除。

（2）镇静剂。镇静剂是一类药物的总称，泛指那些令中枢神经放松的药物，有使人神经迅速放松，减轻焦虑的作用。医生有时候会使用一些速效而药力短的镇静剂供病人临睡前服用，达致较容易入眠的效果，故此部分镇静剂亦可被称为安眠药。由于服用镇静剂后会产生舒缓情绪，烦恼全消的效果，如果分量过多，甚至会出现畅快、飘飘然的感觉。故此，多年来镇静剂一直被吸毒者所滥用。镇静剂能压抑大脑活动，长期使用时，会令人精神不振，智能减退，工作或学习表现大不如前。其对于情绪亦有负面影响，可容易令人心情郁结。有些情绪病病人会以服用镇静剂作为排解情绪低落的方法，其目的是减少沉溺在负面情绪中的时间，使其容易入睡，但这样做往往会令自身的情绪病变得更坏且更难处理。

（3）毒品。氯胺酮、大麻、冰毒、鸦片类、有机溶剂（天那水）等是常见的吸食毒品。持续吸食毒品，除对几乎所有器官造成不可逆转的慢性破坏外，亦会引致精神错乱、痴呆等症状。

1.2.2　心理因素

人们在日常生活中会遇到各种挑战和困难，经过心理分析后，会产生一连串的身心反应。当人们缺乏适当的处理压力的方法时，所出现的过度的情绪反应或抱有消极思想，均有较大机会诱发精神疾病。

1. 缺乏适当的处理压力的方法

压力在日常生活中是无法完全避免的，如果能够找到适当的处理压力的方法，例如找出压力的来源加以分析并找到解决问题的方法，向别人倾诉或寻求协助等，一般人不会因压力而出现精神健康问题。相反，若人们把压力感放大，缺乏适当的减压方法，便会对个人的精神健康造成影响。

2. 过度的情绪反应

当人们遇到压力事件，如交通事故或意外伤害等时，很容易出现负面的情绪反应，包括焦虑、不安、担心和紧张等。对于某些人而言，他们可能会出现过度或不能自控的负面情绪反应，甚或导致精神疾病，例如创伤后压力症候群（Post-traumatic stress disorder，PTSD）。主要病征就是对事件的回忆不断地闯入脑海，回忆易使人联想到创伤的情景，产生神经过敏的表现（例如容易受惊吓、难以入睡）。药物治疗及心理治疗都能有效治疗创伤后压力症，大部分病人经治疗后最终都能康复。

3. 消极思想

消极思想包括过分关注潜在的威胁、想象出没有实证的威胁或夸张问题的消极结果等。抱有消极思想的人在遇到压力事件时，不但不容易想出解决问题的方法，而且有较大机会出现过度负面的情绪反应，这亦是诱发精神疾病的原因之一。

1.2.3 社会因素

社会因素包括人们生活的社会环境所带来的影响，如贫穷、生活压力等，是一些外在的因素。

1. 贫穷

生活在贫穷和缺乏资源的地区的人，会比生活在富裕和稳定的地区的人有较大机会患上精神疾病。而且，生活在贫穷地区的精神疾病患者，往往因无法负担医疗费用或得不到较佳的照料，有较大机会令病情加重。

2. 生活压力

生活压力的来源包括工作、家庭、经济、复杂的人际关系和出现重大变故（例如失业、失恋及亲人去世）等，这些压力如果发生在病人发病前，皆可视为引发精神疾病的诱因。

精神疾病的预防

除了了解精神健康的定义及精神疾病的成因，更重要的是关注精神健康，认识精神疾病的预防方法。以下将会从医学角度去介绍精神疾病的致病模式，并从生理、心理及社会三方面说明怎样预防精神疾病，而且会借助案例加以阐述。

1.3.1　压力—致病性模式

压力—致病性模式（Stress-Vulnerability Model），是

指每一个人都有自己独特的生理、心理及社会三方面的承受能力，而一个人会否生病取决于致病性的压力有多大及个人在出现生理、心理及社会三方面独有的承受能力有多强，也就是抗压及受压的能力有怎样（Zubin & Spring，1977）。

以精神疾病患者为例，精神疾病的开始和发生过程，可通过一个以"压力—致病性"模式来解释（见下图）。如果患者本身存在遗传与神经发育问题，当受到其他外部环境压力，如长期积压或负面情绪困扰等时，便有机会诱发精神疾病病征。若果精神疾病潜伏患者个人情绪正面或能获得比较稳妥的其他支持，其引发机会便会相对降低。

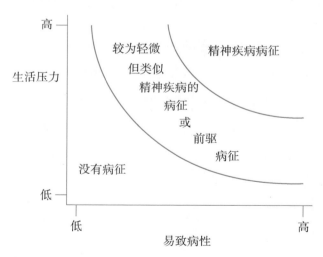

资料来源：Early Psychosis：A Guide for Physicians，2000。

图1-1　压力—致病性因素图解

1. 生理方面

（1）遗传因素。首先，近年的许多文献认为，一些精神疾病是由基因问题而引致的，例如忧郁症、精神分裂症、双极性情绪失调等，如有家族精神疾病，则要多加留意自己的身体及精神状况，在必要时尽早求助，尤其是多在青少年期发病的精神分裂症，尽早处理更能提高治愈率并减少复发几率，还可让患者尽快重新投入以往的生活。其次是建立一个稳定的生活模式，例如作息定时、恒常运动、均衡饮食、充足睡眠、吸收阳光。一个稳定的生活模式能提升自我的受压能力，以恒常运动为例，常做有氧运动，脑部会产生更多的补脑因子，以修复日常神经细胞的损伤。

（2）身体疾病。身体疾病也可引致精神疾病，脑部病变、荷尔蒙失调、心血管疾病、病毒感染等，都能影响脑部运作及情绪功能，如荷尔蒙失调可引致忧郁症。而定期复诊、按时服药可控制病程及预防并发症。还有，精神科药物也有助预防精神疾病的复发。换句话说，遵医嘱服药能提高抗压能力。

（3）药物滥用。滥药及酒精能影响神经传导，从而引致精神疾病，甚至造成脑部永久性伤害。有研究报告显示，滥药也是由于基因问题所引致的，例如在滥用可卡因人群中发现，DRD2 基因及 DAT1 基因有多态性情况出现（Lohoff & Bloch & Hodge & Nall & Ferraro & Ka-mpman & Dackis & O'Brien & Pettinati & Oslin，2010）。而且，吸烟能削弱精神科药物的效用，从而使得患者需要更大剂量的药物去控制病程（Medicines Information Cen-tre，2007）。根据以上两点，药物滥用能同时降低受压力和抗压力，因而勿滥用药物是非常必要的。

2. 心理方面

古语云，人生不如意事常八九。一个人每天都会遇到不如意的事，人们在处理不如意的事情之余，还不得不继续面对日常生活。比如说，每个人心里都会有一个盒子，他会暂时把不如意的事放在盒子里，留待日后有空才认真处理，但久而久之，那个盒子装满了，很多积压很久的不如意事并未被处理，从而使得压力变得越来越大，直到自己处理不了时，情绪便会随之混乱起来并越绷越紧。在个人层面上，心理问题没有生理问题那般具体，所以往往会被忽视。但就认知来说，根据压力—致病性模式，忧郁症人士的想法往往是负向的，而思想是直接牵动人的情绪的（Beck，2011），所以他们常觉无望、无助、无力去处理压力（Hankin & Abramson & Mill-er & Haeffel，2004）。要突破这个恶性循环，可以尝试学习放松、情绪管理、正向认知、善用余暇、学习成长以及多与人倾诉心事等方式，就好像是经常清理一下心里的盒子一样，这样是可以增加抗压力的。

　　3. 社会方面

　　从社会方面去预防精神疾病，可以选择妥善的时间管理、财务计划、多参与活动、增强社交网络、找固定工作、重视家人关系等，因为从社会层面来看，压力来源多数是贫穷、家庭关系、孤独感或自我隔离、意外等，这些因素比较复杂，所以要从多方面思考或多与别人链接去增强自己的受压力和抗压力。

1.3.2　总　结

　　从以上各种压力来源及压力—致病性模式可以看出，人们除了需要培养自我保护能力之外，还要与他人合作以增强自己的防护机能，从而获得理想的自我受压力和抗压力。

第二章

香港精神疾病

康复服务的发展

香港的精神健康社区支援服务可追溯至 1960 年代,当时的社区服务主要由初成立的非政府机构或慈善团体提供。其以帮助病人康复为目标,主要为离院病人提供过渡期住宿、日间活动和赚取收入等机会,以便帮助他们达至健康状态。

至 1970 年代,服务重点转向关注精神疾病重投社区后的生活支援,例如:为因被家人拒绝、独居或流离失所的离院精神疾病患者提供临时住宿的过渡期宿舍,目的是让离开医院的康复者获得持续的辅导和支援,使他们得以在社区自立生活。1977 年政府发表首份康复白皮书——《群策群力协助弱能人士更生》,开始就改善与非政府机构提供康复服务的合作、缩短住院时间、社区照顾理念及减少因社会隔离导致的各种问题订立综合性康复服务计划方案。政府同时在预防和早期诊断、教育及训练、医疗及康复服务、社康服务、资源配套等方面制订政策,规划未来的服务发展,包括由政府及非政府机构所提供的康复服务类别和数量以及发展经费及人力资源预算等内容。

1980 年代是香港康复服务急促发展的年代,社区支援服务亦开始由医疗康复发展为社会综合康复,并开始更深入地探讨为康复后的精神疾病患者提供持续的社区支援服务问题。与此同时,康复服务的发展亦变得多元化。

1982 年，香港政府开始提供社区精神科护理服务。其后，社区精神科护理服务推广至医院，并陆续在社区设立精神科门诊、日间医院，并在普通医院增设精神科病房，目的都是促进病人与家属的联系，减少社会标签化和歧视。

1990 年代，社会关注的重点转向精神疾病康复者融入社区问题，而增加资源为精神疾病康复者及其家属提供更多的社区支援，目的是提升精神疾病康复者在社交生活和成长两个方面的全面及平等参与机会。这个时期由非政府机构营办的中途宿舍、日间康复中心、家庭资源中心、长期护理院、训练及活动中心、续顾服务等机构陆续成立，而医院提供的续顾服务，则开始采用个案管理模式，以便加强对康复者离开过渡期宿舍后的社区支援。政府亦在 1996 年《康复计划方案检讨》发表后开始探讨轻度精神疾病症状人士的服务需要，同时增加资源推行公众教育，当中包括在学校课程中加入认识精神健康和处理情绪等问题的内容，以促进青少年关注精神健康问题。

时至今日，香港的社区精神康复服务已趋成熟，复元理念及模式在香港已开始发展为主流。康复者已能投入社区，发展所长，并为同路人提供朋辈支援。康复者及其家属建立的社区照顾和支援及社区互助网络亦已相对稳固。政府、非牟利团体及商界亦会相互合作，以发展社区资源、提供日间照顾/住宿服务或经济援助。于公众方面亦提供精神健康教育及宣传，让大众对精神疾病康复者有正面的认知，从而逐渐接纳康复者融入社会。下图是对香港不同年代的精神康复服务发展历程的总结：

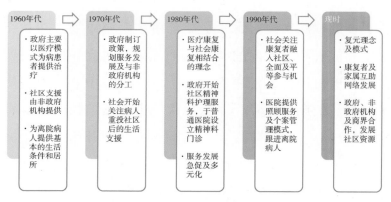

图2-1 香港精神康复服务发展简史

2.1 复元为本的社区康复服务

2.1.1 精神疾病康复服务模式的发展

传统的精神康复服务模式，集中于以医学方式处理康复者的问题、治疗疾病及预防复发。因此，精神康复服务以集体照顾的基本模式运作，康复者大多长期住院及接受药物治疗，康复者的基本权利及需要并未受到重视，他们在社会上备受忽略、标签化甚至受到歧视。

随着 20 世纪七八十年代"去院舍化"（De-institu-tionalization）概念及"社区照顾"模式日趋普及，社区为本的精神康复模式亦应运而生。除注重药物治疗外，精神康复服务还开始关注推动康复者融入社区的问题，例如入住中途或辅助宿舍学习基本生活技巧；接受职业康复服务训练以改善其社交及工作技能等。可是，康复者的自我身份及全面成长仍未得到充分的认同及发展。

至 1990 年代，美国精神健康服务使用者通过权利运动及其研究，发展出复元模式。此模式跟以往的医学模式及其他康复模式的不同，重点不单在于消除康复者的病征，也不局限于处理因精神疾病而出现的各种缺失，而是注重康复者的整全生活及全面健康，目的是使其超脱精神疾病所带来的各种负面影响，重新掌控自己的生活。其中，成功的个案研究及文献均证实了复元模式在精神健康服务方面的成效，因而逐渐受到学者及业界人士的重视。时至今日，复元模式已经成为诸多西方国家，包括美国、英国、澳大利亚、新西兰等国主导精神康复政策及服务模式最重要的理念。在参考其他地区复元工作发展进展和实证为本研究成果的基础上，香港医院管理局及各非政府机构于 2008 年开始尝试引入复元模式。目前，复元模式已是香港精神康复服务的主流模式。

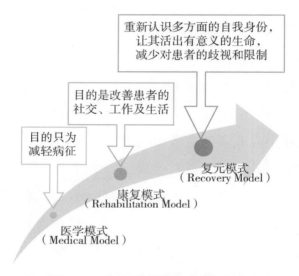

图 2-2　精神康复服务模式的发展

2.1.2　复元模式的基本理念

"复元"一词除了"恢复原状"之外，更有"恢复元气，从头开始"的意思，而"元"字亦含有"一元复始，万象更新"的意思。"复元"强调"元气"的概念，指的是在过程中萌生或让生命力再现所带来的正面结果。"复元"不只衡量康复者是否恢复原来的状况（复原），更注重的是个人的经历与成长。这一词接近现时精神康复模式中所提倡的精神，突显了康复者自我接纳及成长的过程。

从康复者角度而言，复元是一个转变的历程。康复者是复元历程的中心，他们应成为自己生命的主宰，理应获得有尊严的生活。因为精神疾病只是他们人生的一部分，不是他们生命的全部。如同所有人一样，康复者在其人生中亦承担着不同的角色和责任。康复者可重新建立个人的能力及兴趣，重新抱持希望、承担责任，建立正面的身份和角色，从而超越精神疾病的挑战，衍生出新的生命意义和目标。复元不仅有利于个人的心理健康，使康复者专注于生活、工作和学习，也可令康复者重新投入社会，逐步迈向自主、富有意义和有希望的生活。

复元理念和模式所带来的服务变革，涉及整个精神健康服务系统，包括医院、服务机构、医护人员、社工及个案工作员等，甚至家属、康复者以至整个社会在理念及互动模式上都应该根本转变。一个建基于复元概念基础上的服务系统，将促使服务提供者与康复者之间，由传统自上而下的"层级模式"，改变为平等取向的互动合作模式，而且是以康复者的主观经验和需要为主导的模式。康复者有权参与策划和提供服务的过程，从而使服务更能切合康复者的需要。

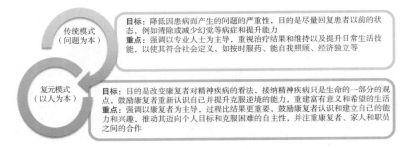

传统模式
（问题为本）

目标： 降低因患病而产生的问题的严重性，目的是尽量回复患者以前的状态，例如清除或减少幻觉等病症和提升能力
重点： 强调以专业人士为主导，重视治疗结果和维持以及提升日常生活技能，以使其符合社会定义，如按时服药、能自我照顾、经济独立等

复元模式
（以人为本）

目标： 目的是改变康复者对精神疾病的看法，接纳精神疾病只是生命的一部分的观点，鼓励康复者重新认识自己并提升克服逆境的能力，重建富有意义和希望的生活
重点： 强调以康复者为主导，过程比结果更重要，鼓励康复者认识和建立自己的能力和兴趣，推动其迈向个人目标和克服困难的自主性，并注重康复者、家人和职员之间的合作

图2-3 从传统模式转化为复元模式

2.1.3 香港本土化复元理念的元素

香港本土化复元模式的元素可归纳为 3 个层面，包括个人层面、支援层面及普及层面。共涉及 11 个元素，包括个人化、自主与选择、责任、康复者参与、重视个人优势、家人参与、朋辈支援、尊重与反污名、全人性、起伏中成长以及希望。以下是对上述各复元元素内容的阐释。

第二章

表2-1 香港本土化复元概念各元素的内涵

	复元元素	阐释
个人层面	个人化	● 康复者定期制订及检讨"个人康复计划",内容涵盖工作、生活、理财等层面
	自主抉择与选择	● 尊重康复者决定自己复元进程的权利,鼓励其选择合适的服务或生活,并承担选择所带来的后果
	康复者参与	● 尊重及推动康复者参与各种影响他们生活的决定,鼓励他们积极地表达自己的需求和意愿
	责任	● 康复者有责任照顾自己、参与自己的复元历程,并为自己的决定和选择承担后果
支援层面	重视个人优势	● 鼓励康复者认识、发掘和建立个人优势,重拾自信,不以病人的身份投入生活
	家属参与	● 肯定家属的了解、接纳和支持对康复者的重要性;在尊重康复者意愿的前提下,鼓励家人积极参与康复者的复元历程
	朋辈支援	● 鼓励康复者朋辈之间互相分享个人的复元经验,建立支援系统,加强信心,并增强他们对复元的希望
	尊重与反污名	● 推行公众精神健康教育,让康复者的权利得到尊重,鼓励康复者接纳自己,并全面参与社区活动,消除负面标签及污名

续上表

	复元元素	阐释
普及层面	起伏中成长	● 引导康复者认识及接纳复元是一个有起伏的过程,有可能遭遇挫折甚至经历反复,但重要的是从经验中学习,明白及相信将来会有成长的机会,强化预防胜于治疗的观念
	整全性	● 让康复者明白精神疾病只是人生的一部分,康复者有不同的角色和责任,复元并不局限于消减病征、稳定病情,而是重构整全的生活
	希望	● 促使康复者、家属及职员明白,希望是对未来的盼望,也是复元过程的推动力;鼓励康复者克服障碍和困难,增强他们的生活动力

2.2 跨界别服务——
医疗与社区支援服务分工

在推动复元为本的精神康复服务时,医疗服务团队、社区支援服务团队以及自助组织都担当着重要的角色。以上 3 个团队/组织于服务提供时不仅是各司其职的,而且也是环环相扣的。为了令服务衔接更为理想,从而为受精神疾病影响的人士、康复者以至公众人士提供不同程度的支援及服务，跨界别合作尤为重要。例如医疗团体及社区支援服务团体合作处理个案，以因应康复者心理、社交、医疗等不同方面的需要。此外，为了加强社区精神健康教育，社区支援服务团体亦需与其他不同的专业和地区团体合作，这些团体包括学校、屋邨管理委员会、区议员、妇女及长者服务中心等，以便宣扬关注精神健康的理念，促进身心康泰，推广精神疾病预防思想。

现时香港为精神疾病康复者提供复元为本服务的团队如图2-4所示，相关内容将在随后的章节展开更详细的阐述。

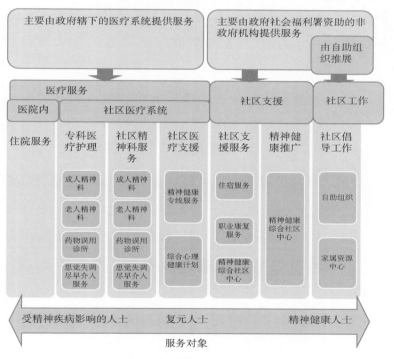

图 2-4　为精神疾病康复者提供复元服务的团队

2.3 医疗服务

　　精神疾病患者在自我察觉或在亲友察觉到精神情况有异时，一般会向家庭医生或精神专科医生求诊，继而进入医疗服务系统中。为因应精神疾病患者治疗模式由住院转为社区照顾的国际趋势，以"社区及复元为本"的精神健康服务已成为近年发展之重点。香港政府辖下的医院管理局发表的"2010—2015年成年人精神健康服务计划"中，详述了未来精神疾病康复的六大策略目标，内容包括：

　　（1）发展高质量及成效为本的精神健康服务。

　　（2）致力尽早识别潜在精神疾病患者并提供治疗及护理。

　　（3）于可行情况下在基层医疗体系为一般精神疾病患者提供治疗及护理。

　　（4）进一步发展及扩展社区精神健康医护团队。

　　（5）重整住院及医院门诊服务，提供新的治疗环境。

　　（6）加强与其他康复/社福机构的合作。

　　从以上策略可见，香港的精神康复医疗服务团队已决意推动社区为本的医疗服务并致力于把复元元素融入医疗系统中以促进精神疾病康复服务的发展。

2.3.1　住院服务

精神疾病患者会经由精神科门诊或香港各医院的医生转介入院，依据其病情及需要入住：

（1）急症病房——为新入院病人提供评估、诊断和治疗。

（2）续护病房——为病况稳定的病人提供进一步的评估和医疗计划。

（3）康复病房——为病人订立康复计划及训练，以协助其重返社会，内容包括沟通及社交技巧训练、职业治疗、家居及社区生活技能训练等。

在精神疾病患者情况稳定后，住院医生会按患者的需要，转介他们接受社区医疗系统（即专科医疗护理、社区精神科服务、社区医疗支援）及/ 或 社区支援服务（即住宿服务、就业及职业康复服务、精神健康综合社区中心）。

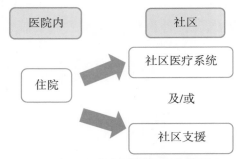

图 2-5　香港精神疾病患者的服务流程

2.3.2　社区医疗系统

社区医疗系统包括专科医疗护理、社区精神科服务及社区医疗支援服务。此系统中的服务由香港医院管理局负责提供，康复者及社区人士均可于社区接受社区医疗系统服务。

1. 专科医疗护理（门诊）

专科医疗护理，即指精神科门诊服务。香港的精神科门诊服务按患者的年龄区分，分别为成人精神科、老人精神科、思觉失调早期介入服务。此外，如患者是因药物滥用而导致的精神病，其亦会被转介接受药物滥用诊所服务。

（1）成人精神科——成人精神科专为16岁至65岁受精神健康问题困扰的人士而设，旨在提供"一站式"

的专业诊断、治疗及康复服务。专科门诊诊所将集中治疗病情复杂的病人，而病情较轻的病人则会转介至基层医疗机构如综合心理健康计划继续跟进。所有新症必须经由香港注册西医转介，并先由精神科护士作面谈分流评估，然后预约。

（2）老人精神科——老人精神科专为年届65岁或以上的病人提供老龄精神病的评估、治疗及康复服务。

（3）思觉失调及早期介入服务——是一个针对"思觉失调"患者而设的服务计划，目的主要是为首次精神疾病发作人士提供专业评估并使其尽早获得治疗，其服务的年龄范围已扩展到15～64岁。除了通过大众传媒做一连串的健康教育，令香港市民认识"思觉失调"的情况及症状之外，该计划还会提供一个"一站式"、开放式服务，从而令求诊者可以在一个合适的环境里，尽早得到评估及治疗。

（4）药物滥用诊所——医院管理局辖下设有5间药物滥用诊所，目的是通过专业的辅助，帮助误用药物的患者戒除药物依赖，使其重新建立健康愉快的生活。其服务内容包括药物误用评估，接见求助人士，提供心理辅导，共同订定治疗及康复计划。药物误用诊所提供门诊治疗及跟进、住院治疗，提供戒瘾辅导并治疗因毒品引致的精神疾病病征。

2. 社区精神科服务

社区精神科服务包括：社区专案组、个案康复支援计划及精神科社康服务。此服务采用跨专业个案管理模式，由精神科社康护士、职业治疗师或社工及个案工作员担任个案经理，为精神疾病患者提供全面的社康护理。

个案经理为病患者进行风险、需要、个人强项及康复目标的评估，然后按复杂程度界定为高、中、低三个等级，以因应病人的不同需要。第一层为社区专案组，为居于社区的高风险精神疾病患者提供深入支援、危机处理及长期护理。第二层为个案康复支援计划，通过定期接触病患者，深入了解其康复进度和需要，制订个人化的护理计划并安排合适的社区服务。第三层为精神科社康服务，定期到访社区康复服务机构，提供咨询、评估、治疗及转介服务，并推广精神健康信息。

社区精神科服务主要由日间医院提供。日间医院借助各专职医疗人员，包括精神科医生、精神科专责护士、职业治疗师及医务社工的合作，为康复者厘定复元计划，提供复元训练。借助不同类型的个人及小组训练，为康复精神疾病患者提供延续性康复治疗，加强康复者的工作能力、生活技能、社交技巧、社区认知、对药物认识等各方面的能力。目标是协助康复者在社区中独立生活及融入社群，进而在社区中过上健康愉快的生活。

3. 社区医疗支援

主要包括精神健康专线服务——医院管理局设立"24 小时精神健康专线"，由有经验的专业精神科护士接听，为精神病患者、家属及其他有需要的人士提供 24 小时支援服务。

第三章

社区支援服务

康复者除了接受医疗服务团队的医护协助外，亦需要借助社区支援服务来融入社会，体现自主自决的复元历程。社区支援服务大致分为住宿服务、就业与职业康复以及精神健康综合社区中心。这些社区支援服务，大多由非政府机构，以政府资助的非牟利方式营运，服务单位遍布全香港，以康复者能在社区内独立生活、发展自我并达至复元为最终目标。

下面将借助相关案例，对住宿服务、职业康复服务、综合社区中心三项社区支援服务的发展、理念、模式、服务对象、宗旨及目标、收纳准则、个案转介及收纳流程、服务内容、职员编配及职责等展开详细介绍。

3.1 住宿服务

3.1.1 住宿康复服务的发展

以往，若患上精神疾病，一般只能获取医疗方面的诊断和药物治疗，而病情严重者则需住院进行长时间的治疗并接受院方提供的康复训练。然而，居家照顾这一概念一直都是香港福利政策的核心价值。因此，当精神

第
三
章

疾病患者在接受住院治疗并使病情稳定下来后，一般都只会回家居住，由家人继续担当照顾者的角色。然而，家人在面对精神疾病患者长期起伏不定的病情时，都会经历巨大的压力和身心俱疲的状况。而且在缺乏社区资源支援的情形下，在社区居住的精神疾病患者还有可能因病状复发而引发社区危机。

在 20 世纪六七十年代，香港虽然有慈善团体以非资助形式设立让康复者居住的宿舍，并提供辅导及社交康乐等服务，然而在有限的资源条件下，这时的服务并不能解决离院精神疾病患者及居住在社区里的康复者的需要。及后在 1982 年香港发生精神疾病患者严重暴力事件后，政府遂致力发展社区精神康复的住宿服务。香港首间由政府资助，为康复者而设的中途宿舍于 1986 年成立，其专为离院后的精神疾病康复者提供过渡性质的住宿及各项康复和生活技能训练，为其日后离舍重返社区生活做准备。

1980 年代，由于各种原因而仍然被滞留在医院的精神疾病患者为数不少，所以社区照顾的概念应运而生。这标志着当时福利政策趋向增加社区的精神康复服务，包括住宿及提供工作训练的庇护工场。1980 年代末至 90 年代，为患有慢性精神疾病而需长期照顾的精神病康复者而设的长期护理院，以及为已具基本独立生活能力而只需轻度支援的辅助宿舍亦相继建立。

现时香港备有为不同程度照顾需要的康复者提供住宿服务的机构，其不单为离院病患亦为在社区生活的康复者提供各项住宿康复训练服务，协助康复者加强对精神疾病患的自我管理，提升他们的生活技能，发展他们的社交潜能，而且还通过组织他们参与各项有益身心的活动，丰富个人生活，为将来进一步融入社区，建立有意义的生活做准备。

3.1.2　住宿康复的服务理念

（1）鼓励康复者通过患病经历重新认识自己，让其积极参与到康复进程中，重新掌控自己的生活。

（2）加强自我照顾及独立生活能力，支援就业及建立健康生活模式。

（3）营造彼此尊重、鼓励参与和朋辈支持的环境，促进康复者发挥潜能、提升自信并建立正面的自我形象。

（4）提供各项有助身、心、灵发展的活动，建立全人健康及丰满的生活模式。

3.1.3　住宿康复的服务模式

　　住宿服务为不同需要及能力的精神疾病康复者提供不同照顾程度的社区支援服务，包括长期护理院、中途宿舍、辅助宿舍。

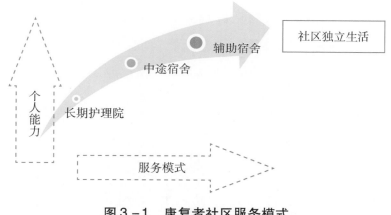

图 3-1　康复者社区服务模式

1. 长期护理院

　　（1）服务目标：长期护理院为慢性精神疾病康复者提供长期性的高度护理的康复和支援服务，协助他们保持身心健康及精神状况的稳定，发展他们既有的优势和能力，培养他们的兴趣并使他们善用余暇，从而建立健康的生活模式。

（2）服务内容：长期护理院由不同专业的人员，包括社会工作者、护士、职业治疗师、物理治疗师、保健员、舍监等人员提供的 24 小时住宿照顾服务。服务包括护理照顾、家居支援及复元工作三项主要内容。院方通过多元化及不同层面的介入手法，如个案辅导及小组工作，提升康复者在日常生活中的应变及适应能力，改善他们的社交和人际关系，通过有系统的活动程序，让康复者积极参与个人复元计划和其他有意义的活动，发挥他们的潜能，同时还为身心机能较弱的康复者提供物理治疗，并通过社交和康乐活动，培养他们的兴趣及爱好，使其达致善用余暇及全人健康的生活。

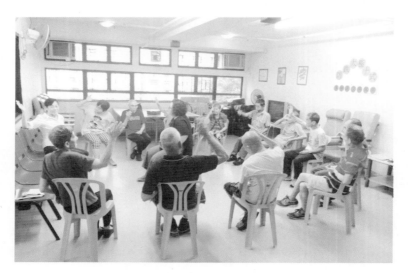

图 3－2　长期护理院——多运动身体好

2. 中途宿舍

（1）服务目标：中途宿舍为未具足够独立生活能力的康复者，提供过渡性质的社区住宿及康复训练服务，让他们在融合的社区环境中建立稳定的生活模式，提供支援环境支持康复者积极参与复元进程，通过培养社交能力并促进他们发挥潜能，使他们实现个人成长并提升其独立工作和生活的能力，以便其在日后重新融入社区过独立自主的生活。

（2）服务内容：中途宿舍的工作团队包括社会工作者、护士、职业治疗师、保健员和福利工作员等。团队因应康复者的特性和需要，为康复者提供全面的服务，包括住宿、膳食以及多元化和不同层面的介入手法，鼓励康复者一同参与个人复元进程。使其稳定精神状况是中途宿舍康复训练重要的环节，宿舍借助专业的个案辅导工作、小组及有系统的训练，加强康复者对病悉感、药物和精神病患以及精神健康问题的认识，提升康复者对病患的自我管理能力。为协助康复者做好离舍前独立生活的准备，中途宿舍亦强调提升康复者在社区生活的适应能力，发展及训练康复者的自我照顾技能、社交及沟通技巧、家居生活技能、理财能力、善用余暇及社区资源等自我照顾及独立生活技能。中途宿舍亦重视协助康复者改善或重建与家人的关系，为康复者回家居住或家庭团聚做准备。此外，中途宿舍还提供职业辅导及转介和日间工作训练，目的是培养康复者的工作习惯及能力，以备康复者进一步投入职场工作训练之所需。同时，中途宿舍还通过推动康复者参与义工培训、社区共融活动及各种社交康乐和多元艺术活动，借此让康复者发挥潜能、提升自信，以建立有意义及有质量的人生。

3. 辅助宿舍

（1）服务目标：为已具备基本自我照顾及社区生活能力，而只需在日常生活上有限度协助的精神疾病康复者，提供较独立的社区住宿康复服务，以进一步加强康复者自我照顾及独立生活能力，并通过鼓励康复者积极参与康复进程，发挥潜能、提升自信以及支援就业，建立健康生活模式，为日后独立自主的生活做准备。

（2）服务内容：辅助宿舍在有限度的职员协助下，为已接受过中途宿舍服务，或具备基本自我照顾能力，无须紧密护理及药物督导，而只需低度社区生活辅助支援的精神疾病康复者，提供较独立的社区住宿服务。辅助宿舍提供的康复训练及服务与中途宿舍相仿，工作团队会为康复者提供个案工作模式，以在个人复元计划、就业和培训、社交及家庭支援等方面为康复者提供辅导

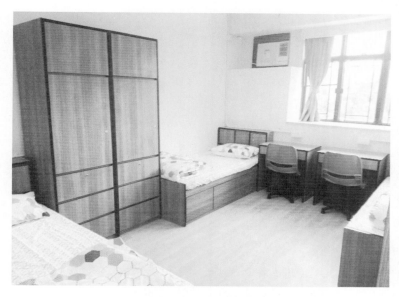

图 3-3　宿舍房间

及协助。辅助宿舍亦会以多元介入手法，进一步增强康复者的独立生活能力，以为日后离舍独立生活作准备。鼓励康复者参与各类身心健康的活动，推动其建立健康的生活模式，也是辅助宿舍的服务目标。但因服务对象的能力及需要不同，故宿舍服务的内容相对较为深入，强调的是深化康复能力的目标。此外，辅助宿舍提供开放式的住宿环境和设施，注重康复者自主抉择和责任承担能力的培养，同时还积极推动康复者对宿舍事务的积极参与。

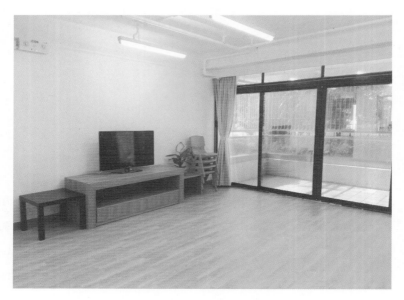

图 3-4　宿舍一角

表 3-1　住宿康复的服务对象、宗旨及收纳准则

项目	长期护理院	中途宿舍	辅助宿舍
服务对象	精神状况稳定，但仍需长期护理服务的慢性精神疾病康复者	无须接受积极医疗，并具在社区生活潜质的精神疾病康复者	已具基本自我照顾及社区生活能力，但仍需生活辅助支援的精神疾病康复者

续上表

项目	长期护理院	中途宿舍	辅助宿舍
宗旨及目标	提供长期性的高度护理康复照顾和支援服务，协助他们保持身心健康及精神状况稳定；发展他们既有的优势和能力；培养兴趣和善用余暇，建立健康的生活模式	提供过渡性社区住宿照顾和支援服务；鼓励康复者积极参与复元进程，加强自我照顾及独立生活能力，发展潜能提升自信，并建立健康的生活模式，为日后融入社群过有意义且独立自主的生活做准备	提供较独立的社区住宿康复服务；进一步加强康复者自我照顾及独立生活能力，并通过鼓励康复者积极参与康复进程，发挥潜能提升自信，参与支援就业和建立健康生活模式，为日后独立自主的生活做准备

续上表

项目	长期护理院	中途宿舍	辅助宿舍
收纳准则	● 15 岁或以上 ● 男/女性 ● 稳定之身体及精神状况 ● 不需要接受积极治疗或护理照顾 ● 不能独立在社区生活 ● 无家可归或家庭环境欠佳 ● 在过去 5 年内无严重暴力行为、传染病、酗酒、滥药、嗜赌及其危害性的紊乱行为	● 15 岁或以上 ● 男/女性 ● 身体及精神健康状况稳定 ● 只需要中度照顾 ● 半年内没有暴力、酗酒、滥药、嗜赌或其他严重行为问题 ● 智力不低于轻度智力残疾水平	● 15 岁或以上 ● 男/女性 ● 身体及精神健康状况稳定 ● 只需要轻至中度照顾，无须紧密的服药指导或护理照顾 ● 近期没有暴力、酗酒、滥药、嗜赌或其他严重行为问题 ● 智力不低于轻度智力残疾水平

3.1.4 住宿康复服务个案的
申请、转介、收纳及退出

1. 个案申请阶段

申请人可自行要求或被医生、社工评定为有住宿服务需要者，社工可转介申请人轮候合适之住宿服务。当申请人被配对到合适之住宿服务时，申请人将有两星期的时间考虑是否接受此项安排，如申请人确认接受此项服务，服务机构社工或个案工作员会于两星期内安排接见申请人，以了解及评估申请人之个人入宿需要。

2. 评估阶段

在收纳申请人进入服务阶段后，社工或个案工作员会对转介资料进行初步甄选，以确保申请人符合服务单位所订之收纳准则。在初步认定申请人符合入住资格后，会于两星期内接见申请人，对申请人之身体及精神状况、需要及问题做出初步评估，以决定服务是否切合申请人之需要。当申请被接纳后，申请人会安排入住宿舍并进入4～8星期之适应期，期间社工或个案工作员会针对康复者对服务之适应问题做出评估。如康复者表示愿意继续接受服务及经评估其适合该服务后，康复者会正式进入服务。

住宿服务旨在给康复者提供持续适切之照顾服务。因此，评估是需要按不同阶段持续进行的。社工或个案工作员可通过对康复者的社交能力、工作能力、自我照顾和健康护理需要等不同方面做出的全面评估，为康复者的服务需要及长远计划制订一套系统的个人训练方案。另外，社工或个案工作员通过与康复者面谈、日常观察、与跨界别团体之个案会议、合作及咨询家属之意见，共同跟进康复进展。此外，社工或个案工作员应鼓励康复者积极参与订定自己之复元计划，并于每半年至一年与康复者进行一次进度评估，检讨复元计划之成效，确保有关计划切合康复者之需要。

在住宿服务期间，康复者可能因精神状态不稳而引致危害自身或他人之异常行为，社工或个案工作员应尽快评估当时之需要并尽早介入，以防止问题恶化及危机出现。社工或个案工作员会借助与康复者面谈并采用"精神状况评估表"来评估康复者之精神状况、情绪及行为，以断定危机程度。如有需要，社工或个案工作员会联络康复者之家人及其他相关部门，进一步了解康复者的情况，从而合作制订适切之介入计划。

3. 结案评估

当康复者已达成复元目标或不适宜继续接受住宿服务时，社工或个案工作员应为康复者开展个案终结评估，以评估住宿期间之各项进展，并按其需要及能力安排离舍，如回家居住、在社区独立生活或转介其他合适之服务，让康复者持续得到更适切之服务以助其达成长远复元之目标。

详细的收纳及服务流程请见表3–2。

第三章

表3-2 住宿服务收纳及服务流程

服务流程	服务内容

转介申请
- 康复者如欲申请服务，可向主诊医生及社工或有关部门提出转介。
- 主诊医生及社工为申请人预备申请文件以证明申请人的身份及背景资料。
- 申请须经由社会福利署康复服务中央转介系统办理及轮候服务

面试评估
- 社工对转介数据作初步甄选，确保申请人符合服务单位之收纳准则。
- 社工需于两星期内安排接见申请人。
- 收集个人资料及评估——申请人之个人入宿需要及个人资料，如家庭及社交状况、精神病史、工作及教育背景，精神状况评估、心理社交功能等

收纳
- 面试完成后，社工于两星期内完成评估报告交上级审核。
- 如合适，需于两星期内安排申请人入住

适应期评估
- 申请人入住后会进行4~8星期之适应期评估。
- 评估内容——适应院舍生活情况、身体及精神状况、工作动机、心理社交能力及自我照顾能力等表现。
- 如康复者愿意继续接受服务及经评估后确认适合该服务，康复者会正式进入服务

未能通过适应期之康复者将由转介社工或个案工作员安排其他

定期评估

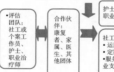

| 评估团队：社工或个案工作员、护士、职业治疗师 | 合作伙伴：康复者、家属、医生、其他团体 | 护士：评估康复者精神状况及提供护理照顾和相关训练
职业治疗师：提供就业辅导及支持，安排日间工作训练

社工或个案工作员：
• 运用个案及小组工作手法持续评估及介入，更新个案进度记录
• 定期与康复者一起订定及跟进复元计划，有需要时作服务转介
• 服务及评估范畴包括：自我疾病管理、独立生活技能训练、就业支持、心理社交能力、理财管理、家属支持、心理社交等 |

结案评估
- 成功退出服务：康复者已达成复元目标，社工会为康复者进行个案终结评估，以评估住宿期间之各项进展，并按其需要及能力安排离舍，如回家居住、在小区独立生活或转介其他合适之服务
- 其他退出服务原因：不再符合住宿资格；康复者行为对他人构成危险；入院两个月或以上

3.1.5　住宿康复服务的内容

　　住宿服务以社区为本位、复元为导向，旨在为康复者提供 24 小时的住宿服务，包括住宿和膳食安排，并通过康复者及其复元团队——社工或个案工作员、护士、职业治疗师、舍监及其家属的参与，共同策划属于康复者的个人复元计划，并以多元化的支援服务提高康复者的能力和信心，建立康复者的个人优势和对复元的希望。不同类别的住宿服务各有服务重点，其大致包括以下内容：

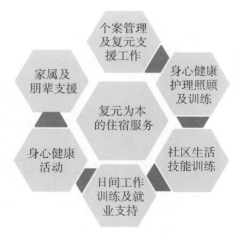

图 3-5　住宿服务的内容

1. 个案管理及复元支援工作

本着以人为本的服务精神，院舍服务是以个案管理为中心而展开服务的。社工或个案工作员通过专业评估、早期介入、支援与辅导，协助和鼓励康复者订定个人化的复元目标和计划。同时，通过不同形式的个案会议，包括单位、跨服务及跨界别层面，与相关的专业团队共同策划及执行康复者的个人复元计划。

一般而言，社工或个案工作员会定期与康复者及家属一同订定及检讨其复元计划。复元计划鼓励以康复者为主导，而计划目标涵盖广泛，可以包括精神健康、身体健康及护理、居住环境、日常生活、金钱或经济、家庭或人际关系、工作训练、进修及学习、宗教或灵性、法律问题以及成瘾问题等各方面，为此，需要根据康复者的意愿及兴趣，选取优次并订立长期和短期目标以及介入方案。

在服务配合上，服务单位会依照照顾标准为康复者提供不同方面的服务及训练，以尽力协助他们达到所订立的复元目标。照顾标准的核心服务内容包括：

- 具支援性的环境——提供新舍友导向、日间训练及社康活动，协助康复者尽快适应群体生活。

- 辅导工作——提供情绪辅导、订立介入方案、服务转介及危机管理等。

● 精神健康教育——促进康复者对精神疾患及精神健康问题的认识，提升对病患的管理能力和信心。

● 药物管理——提供服药训练、小组和讲座，加强康复者对药物的认识并建立良好的服药习惯。

● 独立生活技能训练——提升康复者自我照顾能力，为将来的独立生活做准备。

● 家属工作——提供各项信息和训练，鼓励家属间互相支持和关怀，强化其作为照顾者的能力。

● 促进身心康健——提供多元化的促进身心灵健康的小组和活动，鼓励其建立健康生活模式。

除上述照顾标准外，服务单位亦会通过多元化的复元支援工作，包括身心健康行动计划（WRAP）、复元基础课程、"希望为本"训练小组、社区导航员计划、朋辈支援计划等，以促进康复者对自我和复元理念的认识，协助个人的复元进展。

下面是根据照顾标准，院舍所应提供的服务内容的详情。

2. 身心健康护理照顾及训练

（1）护理照顾。为康复者提供专业护理服务，包括个人护理和定期身体检查，邀请专业医护人员提供健康教育讲座，提高康复者的健康常识和预防疾病的知识。亦会安排为非护理岗位的员工，提供基本护理培训，以应付紧急情况时的需要。

（2）复元计划自我管理培训。鼓励康复者与其复元团队沟通并表达个人对治疗成效的意见；通过个人辅导、病悉感及药物小组等训练，提高康复者对个人病征管理和治疗方法的认识；探访在社区生活的康复者及邀请同路人分享复元心得，发挥朋辈支援的力量。

（3）服药训练。设立 3 个不同阶段的服药训练计划，协助康复者建立正确的对药物治疗的态度并培养良好的服药习惯。同时亦为家属和职员提供相关的服药训练，协助他们为康复者提供支援。

3. 社区生活技能训练

通过有系统的小组及个别训练，如个人自理、家居清洁、家居安全和维修、煮食技巧、理财技巧、社区生活技巧、社交技巧、解决问题技巧及病悉感训练等独立生活技能培训，提升康复者在社区生活的适应能力。

4. 日间工作训练及就业支援

（1）日间训练。通过不同种类的职前训练，提升新

入宿及赋闲或待业的康复者之个人潜能，为他们日后接
受工作训练或公开就业做好准备。

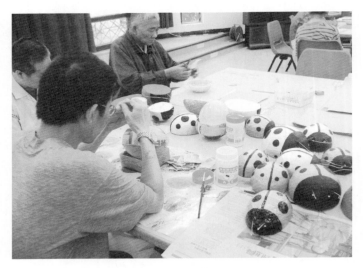

图 3 − 6　日间训练

（2）就业支援。职业治疗师和社工为康复者的工作
能力和需要进行评估，亦提供个别的就业支援，包括职
前训练、训练转介、就业辅导、工作场地探访等，协助
康复者订立职业康复计划。

5. 身心健康活动

通过举办不同类型的身心健康活动，如社交康乐、
运动和兴趣培训、艺术、节日庆祝、义工服务及社区共
融等多元化活动，满足康复者身、心、社、灵等各方面

的需要，并发挥个人优势，培养正面及健康的生活模式。

6. 家属及朋辈支援

　　积极鼓励家属参与康复者的个人复元计划，并定期举办家属聚会及培训，借以增长家属的精神康复知识，提升照顾技巧，促进家属与康复者的沟通关系的建设，同时还能借此凝聚家属力量，使其发挥互助精神。家属亦可通过参与家属支援服务及家属互助组织，提升身心健康水平并建立同行者支援网络。于住宿服务单位内聘用朋辈支援工作员，让他们以康复者过来人的身份分享个人复元经验，协助推行复元性质的小组及活动。

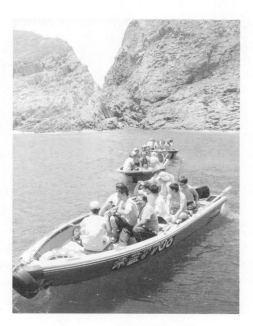

图3-7　海上纵横活动

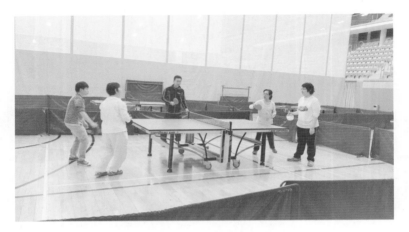

图3-8　参加乒乓球训练

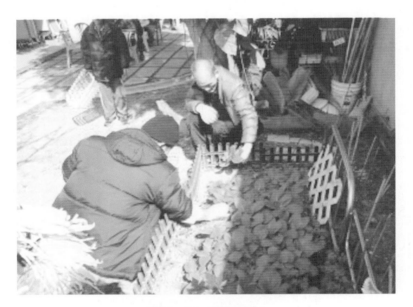

图3-9　园艺小组

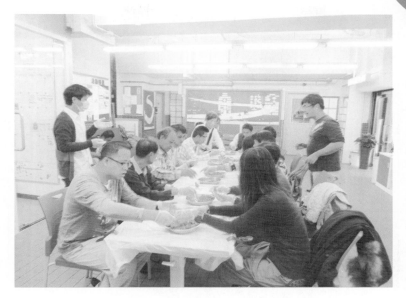

图 3 – 10　与家人一起包端午粽

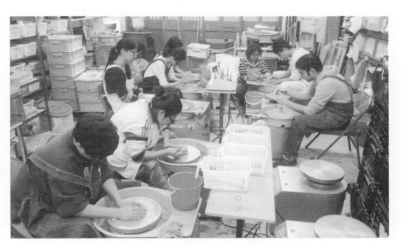

图 3 – 11　乐陶陶——陶艺工作坊

表 3 - 3   住宿服务日常运作流程

时间	日常运作项目
6：00am - 9：00am	早餐、舍友起床、服药、上班、复诊及其他舍务处理
9：00am - 11：30am	日间训练、活动、宿舍环境巡视及清洁、文书处理及其他舍务处理
11：30am - 1：00pm	预备午膳、跟进膳后轮值清洁、宿舍环境巡视、文书处理、预备交班及其他舍务处理
1：00pm - 5：00pm	日间训练、活动、跟进专责职责、宿舍环境巡视、文书处理及其他舍务处理
	2：00pm - 3：00pm 交班会：个案、行政及舍务事项跟进、会计项目交接（包括清点零用现金、舍友零用及物品等）
5：00pm - 6：00pm	服药时间、预备晚膳及其他舍务处理
6：00pm - 7：30pm	晚膳时间、跟进膳后轮值清洁、宿舍环境巡视及其他舍务处理
7：30pm - 8：45pm	宿舍环境巡视、跟进房间轮值清洁、个案工作、推行小组、宿舍活动、房间或舍友会议及其他舍务处理
8：45pm - 9：30pm	服药时间、宿舍环境巡视、跟进房务及其他舍务处理
9：30pm - 10：00pm	清点舍友人数、环境及设施风险评估及其他舍务处理
10：00pm - 6：00am	宿舍环境巡视、跟进夜归舍友情况及其服药安排、文书处理、其他舍务处理及突发事故处理

第三章

表3-4 住宿服务职员编配及职责概览

服务	职位	职责
长期护理院／中途宿舍／辅助宿舍	单位主管	策划及督导宿舍之服务发展、行政管理以及日常运作等，以确保服务单位提供优质的服务，满足康复者及各利益相关人在康复训练、职业康复、心理及健康护理、社交及家属工作上的需求
	社工或个案工作员	执行个案工作员的工作，包括个案管理工作、策划及带领小组或活动等
	护士	监察康复者之精神及身体状况，制订合适之护理计划，执行有关精神及身体状况的紧急处理机制，策划及带领健康教育小组或活动，担任单位之感染控制主任
	保健员	协助护士执行护理服务，包括个人健康护理、病悉感训练、药物管理及服药训练，策划及带领小组或活动
	舍监	为康复者提供日常起居照顾、协助个案工作员执行康复者个人复元计划，维持宿舍的日常运作、策划及带领小组或活动等
	职业治疗师	评估及配合康复者的需要，策划及推行日间训练、职前辅导和就业支援
	文员	协助处理宿舍的会计及文书工作，包括膳宿及活动收费、宿舍零用现金、文件存档管理等

续上表

服务	职位	职责
长期护理院／中途宿舍／辅助宿舍	职业治疗师助理／活动工作员／活动助理	协助推行及带领日间训练、小组或其他活动
	厨师	按康复者之需要及健康状况拟定餐单及供应膳食，保持厨房的整洁
	助厨/职工	协助厨师备膳，保持宿舍范围内的清洁卫生
	朋辈工作员	运用康复者过来人的身份，协助个案工作员推行复元性质的小组及活动，并以个人的复元经验，用生命影响生命，陪伴康复者经历复元生命历程

3.1.6 住宿康复服务案例

阿丽，51岁，女性，经历了3段失败的婚姻，与3名丈夫分别育有2个儿子及1个女儿。1976年阿丽被确诊患有狂躁抑郁症，有多次病发记录，病发时会连续数天失眠，而且情绪高涨，失控地购买食物及东西，还会不停地做家务，多次因不能控制自我高涨之情绪在街上四处流浪，常因行为怪异由路人报警并被警察送往医院接受治疗。阿丽入院前与女儿及小儿同住，她经常因儿子在家游手好闲及向她讨钱而与之发生争执，加上女儿因忙于工作而不能经常照顾阿丽，而且阿丽也不认同自己患有精神疾病以致服药情况不理想，导致她的精神经常处于不稳定状态，有多次入院记录。2010 年，阿丽再次因病发入住医院，其原因是与儿子出现严重纷争和服药情况不理想，于是，医生评估她暂时不适合与儿子同住，而且希望她培养良好之服药习惯，所以，由医务社工协助阿丽申请入住中途宿舍服务。

在宿舍居住期间，社工运用个案工作手法教导阿丽与儿子相处之方法，也安排她定期回家度假继续与儿女相处，以了解他们相处之问题并实践阿丽与儿子相处之方法。此外，社工鼓励她参与不同之义务工作及活动，发挥她热心助人的长处并扩阔她个人之社交圈子，以便其日后回家可以有自己之生活网络。因阿丽常因金钱问题与儿女发生争执，且也期望有一份工作让她将来能过独立生活，所以，社工转介她前往辅助就业机构担任清洁员之工作。由于阿丽长期没有工作，加上清洁工作对于身型较胖的她分外吃力，所以，阿丽很快便因工作之挫败感病发入院。出院后，社工再次与她调整个人能力及对工作期望之差异，随后安排转介她往庇护工场接受训练。阿丽表示在工场中她既可赚取工钱也可打发时间，所以能够一直维持至现在。

以往阿丽经常病发入院，多是因为服药习惯不良所致。因此，从阿丽入宿开始社工便按阶段训练她自行服药及提升她的病悉感，但这并不能让阿丽真正明白服药之重要性并对自己的病情有确切的理解。故而社工安排阿丽参与宿舍举办之"病悉感药物训练小组"及"药物升级小组"，小组中邀请 8 ～ 10 名康复者，通过药物、病例认识、个案讨论、互相分享及游戏了解服药之重要性并加深对精神疾病之认识。在小组中，阿丽通过与同路人相互分享彼此因药物副作用带来之种种共同感受，从而达致互相支持之效果，而且还通过获得其他康复者处理药物副作用之方法，改善自己解决药物副作用之能力。最重要的是通过小组中其他康复者分享的因不服药而导致多次入院之经历，令阿丽反思自己多次入院并导致自己持续加重药物剂量之害处。虽然阿丽于入宿初期仍有抗拒服药之情况，但自从参与小组后便再没有出现此问题了。同时，在完成小组后，阿丽开始学习自行保管药物，继而进步至自行服食药物，情况相当理想。阿丽还于离舍前以过来人成功之经验担任小组嘉宾，与其他康复者分享个人发病之经历且解释服药之重要性。

因为阿丽在各方面之进展及理想表现，而且在定期度假时还能与儿女融洽相处，良好的服药习惯让其精神状况迅速稳定。同时在面对问题时阿丽也能与家人共同解决了，而且阿丽之家人也表示愿意协助其管理金钱，并且还鼓励她通过定期参与义工工作，建立起有意义之生活。此外，社工为了让她回家后得到持续之工作训练，故而在离舍前将她转介至往家附近之工场继续工作。如此阿丽在入住宿舍 3 年后正式成功地回到了与家人共同生活的正常轨道。

　　由此可见，在住宿服务过程中，社工不但要满足康复者之住宿需要，而且还应运用专业知识评估康复者在住宿的每个阶段之个人需要，进而通过持续评估及介入，协助康复者踏上复元之路。另外，小组活动于住宿服务过程，小组活动可以发挥较大功效，因为宿舍住着面对同样问题之康复者，小组活动可以发挥其互相支持之作用。

3.1.7　住宿康复服务小组工作案例

1. 病悉感及药物训练小组

　　相信每个人都是独特的，而每位入住院舍的康复者都有各自的原因和不同的康复需要。故而社工可借助个案工作及小组工作作为介入模式，以确保康复者在住宿期间获得适切之照顾和服务。在接受住宿服务过程中，个案工作是社工主要之工作模式，但鉴于宿舍内可能居住了多名有同样经历或面对相同问题之康复者，故小组工作模式于宿舍内可能会更见成效。

以下将以"病悉感药物训练小组"为例，阐述社工于住宿服务过程中通过小组工作手法，帮助康复者提升独立生活能力，促使其重新融入社区生活的方法。

2. 理论背景

"病悉感及药物训练小组"是以社会学习理论（Social Learning Theory）及认知行为理论（Cognitive Behavior Theropy）为基础而建构的独立生活技能训练小组。社会学习理论注重观察学习，即以示范引导学习。此理论相信，通过观察他人的行为并强化学习的结果，可以矫正学习者的行为。而认知行为理论则主要帮助人发掘自己非理性认知，并通过学习帮助个人建立新的认知和行为模式。此理论十分重视评估，认为通过评估可以对行为做出清晰的分析、描述和评量，从而加强康复者对自我思想的认知及行为上的理解。因此，该小组强调用社会学习理论指导学习、示范并通过亲身经历去提升康复者的能力，使其行为得以改变，再加以认知行为理论，协助康复者通过评估工具消除自己的一些不切实际的理解，从而掌握新的问题解决技巧。

3. 介入手法

本小组以康复者经验分享、角色扮演、小组讨论、影片分享、游戏及填写小组前后之"病悉感评估表"方式进行。通过影片分享、游戏及角色扮演让组员获得一些针对性之亲身经验，再由社工或个案工作员进行引导式分享，让组员借此回顾自己的经历和感受，从而将新的学习经验应用于日常生活当中。另外，以"病悉感评估表"让组员确认自己的某些行为或思想与大部分人之行为和思想的差异，从而纠正自己的认知，明白如何去面对自己之精神疾病并掌握精神疾病复发的处理方法。

4. 小组目的

让康复者重新检视自己的复元历程，提升他们对自己所患精神疾病的认识，增强对复元的信心及责任感，从而减少复发的机会。

5. 小组内容

人数，10～12人；每节时间，约1小时30分钟；每节内容（见表3－5）。

表3-5　病患或及药物训练小组活动内容

节数	目标	复元元素	内容
1	让康复者了解每个人皆有不同的复元历程及转变	● 个人化 ● 朋辈支持 ● 希望 ● 起伏中成长	1. 填写"病悉感问卷调查"及介绍小组目的 2. "别人的故事"：播放有关精神疾病康复者的故事影片/由朋辈支援工作员/成功经验的已离舍舍友提供分享，帮助组员寻求康复之信心 3. "我有我的看法"：组员分享对影片/内容的看法 4. "我们的故事……"：利用有关看法引导组员回顾及表达自己在复元历程中的经验 5. "我有我的路"：引导组员表达对将来的期望及对本节内容的反思，并将其记录在"我的历程"记录簿内
2	让康复者了解如何更有效地让自己复元	● 病征管理 ● 个人责任 ● 自主自决	1. 回顾上一节内容 2. "我要战胜它"：播放影片——内容以故事形式描绘康复者战胜精神疾病的真实个案，引发组员的动机 3. "我有话说"：组员就影片内容及个人经验，对用药治疗精神疾病进行讨论。工作员从中解释有关误解、责任及义务 4. "复元锦囊"：工作员与组员一同讨论预防复发的方法并分享成功的经验 4. "我有我的路"：引导对本节内容的反思，并记录在"我的历程"记录簿内

第
三
章

续上表

节数	目标	复元元素	内容
3	加强康复者对服药及其他治疗的认识、责任及意愿	● 病征管理 ● 使用药物 ● 自主抉择 ● 个人责任	1. 回顾上一节内容 2. "药到病除?"：职员引导组员分享服药的苦与乐并增进对服药的认识和责任感 3. 现解"药物管理"：职员讲解组员所服药物的作用、副作用及如何克服副作用，并以问答游戏方式纠正组员对药物之错误观念 4. "我有我的方法"：由职员与组员一同讨论如何妥善管理药物及遇到问题时应采用的解决方法 5. "我有我的路"：引导组员对本节内容进行反思，并记录在"我的历程"记录簿内
4	让康复者能发展一套适合自己的复元方法	● 自主抉择 ● 个人责任 ● 朋辈支持 ● 希望	1. 回顾上述三节的内容 2. "我们的路"：邀请已经离舍的康复者回舍与组员分享自己复元的历程，让组员通过分享获得互相支持并相互鼓励去克服困难 3. "全人发展"：工作员引导组员了解全人康复的理念，强调除服药外，工作、娱乐、休息、社交、家庭及运动的重要性 4. "我的权利与责任"：工作员与组员一起讨论"病人权利"，帮助组员理解自己的权利与责任，从而令康复者理解除在充分知情的前提下做出自主抉择之外，还同样需要尊重医护人员并理解与他们保持沟通的重要性 6. "回顾过去……"：利用"我的历程"记录簿回顾过去三节分享中的心得及对未来的展望 7. 填写"活动后病悉感评估表"

6. 小组评估

小组一般都以小组组员之出席情况、参与度、内容设计、组员之互动关系及达致小组目标成效作为评估标准。此小组除了评估以上各项内容外，特别会于小组前及完结后进行评估，并希望通过小组协助组员提升对自己服用的药物及副作用之认识，懂得面对自己的复发症状并掌握处理方法。

7. 综合心理健康计划

医院管理局于普通科门诊诊所推行跨专业协作的"综合心理健康计划"，以为稳定或受轻度情绪困扰的患者提供适切治疗。该计划的跨专业团队成员包括家庭医学专科医生、护士、社会工作者等。专业团队在普通科门诊诊所治疗轻微情绪病患者，以便对其早期识别及介入，从而使患者尽可能早地获得全面治疗，减少向精神科转介的个案数量，同时亦可降低严重个案的治疗成本。

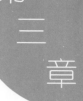

3.2 职业康复服务

3.2.1 职业康复服务的发展

工作是人生的重要组成部分。除了赚取酬劳以维持生活、照顾家人、提升整体生活质量外，工作还能促进人与人之间的相互交流，使其学习不同技能、获得成就感和满足感，为推动社会经济的发展尽一分力量。在政策层面上，香港政府一直积极推动社区共融，协助残疾人士融入社会以释放他们的劳动力，减轻医疗系统的负担。虽然康复者都有一定的工作能力，但其在经历病患后，往往不能立即适应主流教育/训练系统及就业市场，需要获得一定的支援以提升其工作及其他软性技能，重建自信。系统的职业康复服务，恰好因应了不同康复者的训练及就业需要。职业康复服务正是建立在相信有意义及有回报的工作乃是最有效的康复方法的认识论基础上的。职业康复服务能协助康复者发挥个人潜能，建立个人优势、朋辈支援、充权能力、学习自主抉择能力，并能令其在起伏中成长，为其带来复元的希望。

　　1977 年，香港政府发表首份有关康复需要的白皮书——《群策群力协助弱能人士更生》，并开始订立康复计划方案。

　　1983 年，香港政府完成对庇护工场的检讨，并开始积极发展职业康复服务，从而使庇护工场服务在 1980 年代得以获得较快发展，包括庇护工场数量质量的增加；在公共屋邨设立庇护工场，以达至社区融入及常态化；制订统一的工作营运模式、工场规格及员工编制标准等。职业康复服务早期以提供"庇护式"的工场服务为主，即让康复者在特别设计的环境里接受可获得津贴的工作训练机会，学习如何适应一般的工作要求，发展社交技巧和人际关系。

　　至 1995 年，康复政策的落脚点转向了让残疾人士融入社会及平等参与。为此，政府更加注重促进职业康复服务的发展，除了庇护工场外，还增设了辅助就业服务，即以推动康复者在公开市场就业为目标，为其提供就业辅导及协助，让他们获得所需的支援服务，以便其融入公开环境工作，并享有雇员的一般福利。

　　2004 年，香港特区政府又推出综合职业康复服务，把辅助就业服务名额并入庇护工场服务单位，以便为残疾人士提供"一站式"培训及就业服务。

　　至 2015 年 2 月，香港精神疾病康复服务的职业康复

服务名额包括:

- 庇护工场及综合职业康复服务中心名额 9 663 个。
- 辅助就业名额 1 348 个,当中超过 9 成服务单位由非政府机构营运。

香港特区政府于 2001 年及 2012 年分别拨款 5 000 万元及 1 亿元,通过"创业展才能"计划让非政府机构申请最高达 200 万元的资金成立自负盈亏的社会企业,将市场导向的商业模式和社会服务结合起来,进一步提升残疾人士就业及工作训练机会。至 2017 年 1 月,该计划已促成 112 项不同性质的业务,创造了 1 162 个职位,包括 819 个专为残疾人士而设的职位,聘用了 803 名残疾人士。

3.2.2 职业康复服务的理念

- 鼓励康复者在多元化的工作训练过程中重新认识自己的能力,并积极学习新的工作技能,培养良好的工作习惯,实现个人成长与发展。
- 通过工作训练,让康复者发挥潜能,提升自信并建立正面的自我形象。
- 营造彼此尊重的环境,推动康复者参与,鼓励其选择、自主抉择,并以其独立生活为目标。
- 除工作训练外,职业康复服务还致力于推动康复者全人发展并建立健康生活模式。

3.2.3 职业康复服务的基本模式

康复者在复元阶段有着不同的需要。这是因为个人整体能力情况，康复者可接受的训练强度及工作复杂性等都会有所不同。因此，职业康复服务中设有三种类型的服务单位，以配合康复者的能力及兴趣，为其提供多元化及适切的工作训练。

三种类型的职业康复服务单位包括：庇护工场、辅助就业服务、社会企业。

职业康复服务的服务单位是按康复者的个人能力而设立的（见图3-12），例如庇护工场以培养及维持工作习惯为主，康复者的工作能力要求较低；而辅助就业服务偏重于针对准备公开就业的服务对象，其对工作能力的要求亦较高；而社会企业则对服务对象的工作能力有最高的要求。

同时，职业康复服务设立晋升的阶梯，以便康复者在能力及工作技巧提升后，有向上流动的机会，即庇护工场的康复者在工作技能得以提升后，能转至辅助就业服务继续接受培训，并以任职社会企业或实现公开就业为终极目标。

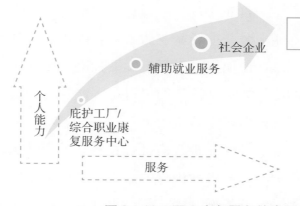

公开就业

社会企业

辅助就业服务

个人能力

庇护工厂/
综合职业康
复服务中心

服务

图 3 - 12　职业康复服务的类型

1. 庇护工场

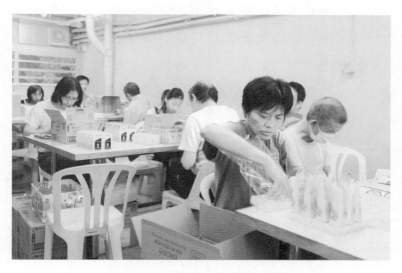

图 3 - 13　庇护工场的加工训练

（1）服务目的：庇护工场旨在通过具规划性的工作训练环境，为不能在公开市场就业的康复者提供合适并有酬劳的工作训练，让他们可以尽量发展社交及劳动潜能，增强他们的工作能力，让他们得以尽可能转往辅助就业服务或在公开市场就业。

（2）服务内容：按照香港政府社会福利署的资助服务协议，营运庇护工场的服务机构每年服务的人数及完成的个案需达到一定的指标。康复者由香港政府社会福利署中央转介系统转介到庇护工场接受服务。庇护工场通过不同专业人员，包括社会工作员、职业治疗师、导师等，为康复者提供多元化的训练及活动，并持续评估他们的进度，协助他们发挥潜能。训练侧重工作习惯及技能的培养，目的是让他们学习在适量的压力下工作并按工作难度赚取定额出勤津贴及多劳多得的训练津贴。此外，亦会举办不同类型的小组及活动，以照顾康复者的发展及社交需要。庇护工场亦提供晋升机会，除提升至其他较高难度的训练项目外，还可以让其加入以辅助就业或公开就业为目标的训练项目。

随着香港社会经济的发展，庇护工场亦由原来依赖来料加工及包装订单的单一训练模式，转型为多元化、配合就业市场发展及康复者不同训练需要的模式，以让庇护工场中有公开就业潜能的康复者接受进一步的就业支援服务及社区融合训练。

以香港的某庇护工场为例，其所提供的训练包括：

● 基本训练——邮件处理、桌面加工包装、货品分类清点。

● 专项训练——手工艺品制作、车缝、木工、食品及饮品制作、烘焙、农务。

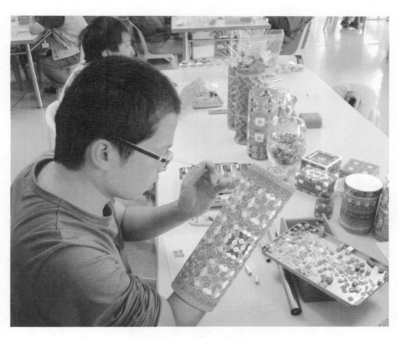

图3-14　手工艺品制作

2. 辅助就业服务

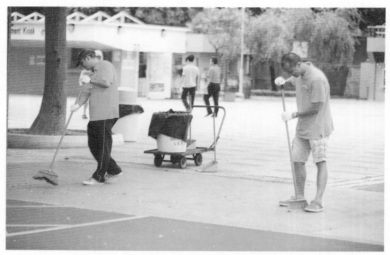

图 3 - 15　辅助就业服务——户外工作训练

（1）服务目的：辅助就业服务是通过提供全面的就业支援，协助有一定工作能力的康复者在公开市场中工作。服务旨在为康复者提供社区融合的康复训练，让他们有能力、有抗逆力及有信心重新投入市场就业，重获有意义及有质量的生活。

（2）服务内容：在收到政府社会福利署中央转介系统转介康复者的服务申请后，社工/个案工作员会完成收纳程序及评估。其后会为康复者提供适当的工作指导、有系统的训练、专业的个案辅导、就业指导及跟进服务。接受服务的康复者需有一定的工作能力或经验，故服务内容更趋向个人化及以市场为主导。在工作训练方面，主要是让康复者在真实环境里进行培训，以紧贴公开就业市场的需要。例如，康复者可被安排在社区的体育场馆中接受清洁培训或在餐厅中接受餐饮培训，以助他们在劳动力市场就业。香港的辅助就业服务机构会为康复者提供不同种类的职业技能训练，包括零售、汽车美容、场地清洁及餐饮服务等，并由富经验之导师做实地指导，并配合个案工作员/社工/就业主任定期跟进，在观察康复者的训练进度，检讨个人复元计划及目标。

在衔接训练与就业方面，辅助就业服务以"先训练，后就业"的模式进行，即先根据康复者的工作能力及兴趣安排他们到不同场地接受实地的职业技能训练，以让其获取实际的工作经验，并加强工作技能及习惯培养。其间还通过个案跟进，加强康复者就业所需的技能训练，协助他们跨越职场上可能遇到的挑战，例如求职面试技巧、压力及情绪管理、人际关系处理等。待其工作能力加强并为投入劳动力就业市场做好准备后，再协助其进行职业配对，申请公开就业场所的职位。

此外，社工/就业主任/个案工作员，亦会拓展就业机会，推动及鼓励劳动力市场中的雇主为康复者提供合适的工作岗位，提高康复者于劳动力市场获聘的机会。

通过在职支援、跟进以及为雇主提供有关精神疾病康复及其他相关的培训，促进康复者在劳动力市场获取与一般雇员无异的职位及薪酬。

除以上提及的职业配对服务，康复者亦可自行于劳动力市场申请职位，期间亦会按其需要得到辅助就业服务的支援。他们在投入职场初期，较容易因适应问题及其他因素而不能持续工作，故辅助就业服务仍会于其就业后提供不少于 6 个月的持续个案跟进，协助他们持续工作。

3. 社会企业

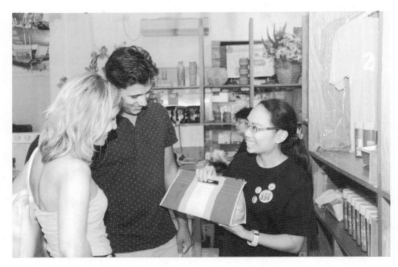

图 3-16　社会企业——零售训练项目

（1）服务目的：通过成立自负盈亏的企业，把全部利润再投资于其业务，达致长远的社会目标。在职业康复服务层面，最主要的任务是借助业务为康复者提供工作训练并创造就业机会，以帮助他们自力更生。

（2）服务内容：社会企业涵盖各行各业，当中以零售业、服务业及餐饮业较为普遍，亦有场地清洁、园艺服务、理发、陪诊护理、医疗及护理产品销售等。其业务模式需同时兼顾商业及社会目标，除对康复者工作水平及能力有一定要求之外，还会在工作的编排上更多地照顾他们的需要。例如，应针对康复者定期到医院复诊的需要而于假期编排上与他们协调。

社会企业能提供一定名额的工作训练机会，让工作能力未能符合劳动力市场就业水平的康复者于实际工作环境中累积工作经验。其中包括为接受辅助就业服务的康复者提供训练场地。训练期间提供辅助就业服务的社工/就业主任/个案工作员会与社会企业职员沟通协作，并针对康复者的场地训练情况，协助其提升能力，跨越挑战。

在就业方面，康复服务机构营办的社会企业，能配合市场需要开拓工种，并直接为康复者提供职位，让他们获取与市场同水平的薪酬，促使其自力更生。辅助就业服务还会为康复者提供工作配对及转介，在社会企业有职位空缺时，亦能适时配对及转介康复者申请职位。

作为公众教育平台，社会企业还可以通过打造品牌形象，让公众了解机构的理念及使命，从而提升康复者的正面形象。公众人士在惠顾社会企业时也能亲身与康复者接触，从而减少对他们的误解及歧视。

总括来说，社会企业在职业康复服务及康复者的支援上能发挥图 3 - 17 所示的作用：

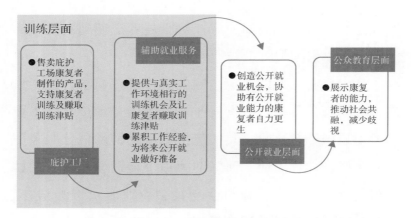

图 3 -17　社会企业在职业康复服务方面的作用

第三章

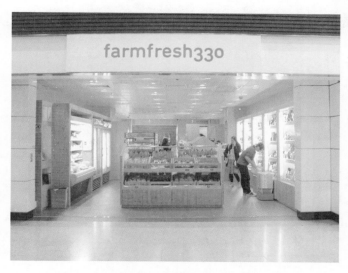

图 3 – 18　香港新生精神康复会社会企业
——farmfresh330 外观

（4）社会企业例子分享：以下借香港新生精神康复
会的一项社会企业——farmfresh330 的例子，分析社会企
业为康复者提供的直接及间接支援。

●　社会企业，farmfresh330。

●　营运机构，新生会企业有限公司（由新生精神
康复会成立）。

●　地点，大围马地铁站内。

●　业务性质，零售。

●　营业时间，每天早上 10 时至晚上 8 时。

●　售卖货品，有机蔬菜、有机及健康零食、豆浆

及香草茶和其他健康、有机食品。

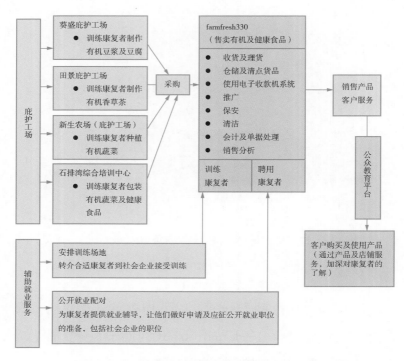

图 3−19　香港新生精神康复会庇护工场与

社会企业运作模式

表3-6　职业康复服务的对象、宗旨及目标收纳准则

职业康复服务	庇护工场	辅助就业服务	社会企业
服务对象	精神疾病康复者或其他残疾人士	具有良好工作能力及就业动机，但因缺乏支援而不能适应劳动力市场就业的精神疾病康复者或其他残疾人士	
宗旨及目标	● 在一个设计性的工作环境中提供工作训练，让康复者得以尽可能接受辅助就业服务或劳动力市场就业 ● 通过工作培训，发展及维持他们的社交及经济潜能 ● 协助康复者学习新知识，提升工作技能、社交及适应能力	● 提供再培训及其他职业训练服务 ● 安排就业、就业配对，提供在职督导、适切支援及跟进 ● 为康复者最终可以在公开及具竞争性的就业市场上独立工作而做准备	● 提供融合工作环境，让康复者在社区项目中接受训练、就业及发展 ● 为康复者最终可以在公开及具竞争性的就业市场上独立工作做准备
收纳准则	● 15岁以上 ● 有基本自我照顾能力 ● 精神及情绪稳定，无传染病及严重骚扰性行为 ● 通过在收纳前之评估，评定为具有工作动机或工作能力者	● 15岁至60岁 ● 在特别辅助下有能力在劳动力市场就业者 ● 有自我照顾能力及日常生活技巧 ● 有在劳动力市场就业的动机 ● 有攻击或反社会行为、酗酒、吸毒、嗜赌、严重/中度智力残疾者均不被接纳	

3.2.4 职业康复服务的
申请、收纳及退出

1. 申请服务手续

申请者可联络主治医生、职业治疗师或社会工作者为其转介。待申请人确认接受服务后，服务机构会尽快安排面试评估（以两星期为限），向申请人介绍服务，评估申请人的身体及精神状况、社交心理功能，以了解申请人的服务需要。

2. 持续评估

除一般的收纳评估外，职业康复服务单位亦设有职业技能评估、工作表现评估等定期评估项目，以每天或每季形式评定康复者的工作技巧及工作态度等，亦会向康复者讲解已提升或可改善的地方，让康复者参与个人康复历程。评估工作一般由社工或个案工作员或导师进行。

3. 退出服务及结案评估

在接受一段时间的服务后，如康复者被社工/就业主任/个案工作员评估为已完成康复目标，无须工作员辅助可持续及独立地工作或转介往其他服务，便会安排退出服务。在退出服务前社工/个案工作员应对康复者进行结案评估，总结服务期间康复者的进展、已达成及未达成的目标，并鼓励康复者继续朝着既定目标前行。

终结个案时，需把有关记录存档。

表3-7为个案由收纳至退出服务的完整流程。

表3-7 职业康复服务流程及内容

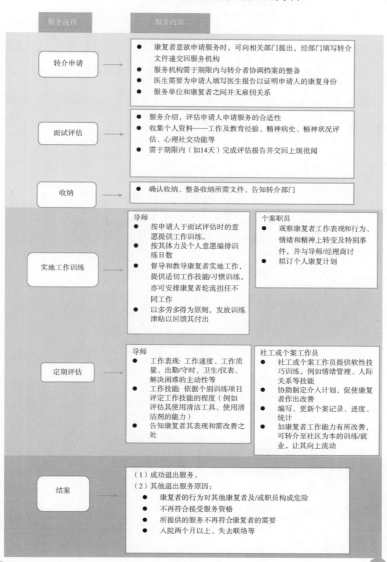

服务流程	服务内容
转介申请	• 康复者意欲申请服务时，可向相关部门提出，经部门填写转介文件递交回服务机构 • 服务机构需于期限内与转介者协调档案的整备 • 医生需要为申请人填写医生报告以证明申请人的康复身份 • 服务单位和康复者之间并无雇佣关系
面试评估	• 服务介绍，评估申请人申请服务的合适性 • 收集个人资料——工作及教育经验、精神病史、精神状况评估、心理社交功能等 • 需于期限内（如14天）完成评估报告并交回上级批阅
收纳	• 确认收纳、整备收纳所需文件、告知转介部门
实地工作训练	**导师** • 按申请人于面试评估时的意愿提供工作训练 • 按其体力及个人意愿编排训练日数 • 督导和教导康复者实地工作，提供适切工作技能/习惯训练，亦可安排康复者轮流担任不同工作 • 以多劳多得为原则，发放训练津贴以回馈其付出　　**个案职员** • 观察康复者工作表现和行为、情绪和精神上转变及特别事件，并与导师/经理商讨拟订个人康复计划
定期评估	**导师** • 工作表现：工作速度、工作质量、出勤/守时、卫生/仪表、解决困难的主动性等 • 工作技能：依据个别训练项目评定工作技能的程度（例如评估其使用清洁工具、使用清洁剂的能力） • 告知康复者其表现和需改善之处　　**社工或个案工作员** • 社工或个案工作员提供软性技巧训练，例如情绪管理、人际关系等技能 • 协助制定介入计划，促使康复者作出改善 • 编写、更新个案记录、进度、统计 • 如康复者工作能力有所改善，可转介至社区为本的训练/就业，让其向上流动
结案	（1）成功退出服务。 （2）其他退出服务原因： • 康复者的行为对其他康复者及/或职员构成危险 • 不再符合接受服务资格 • 所提供的服务不再符合康复者的需要 • 入院两个月以上、失去联络等

3.2.5　职业康复服务的内容

职业康复服务旨在发挥康复者个人潜能，以其重新投入社会为最终目标。职业康复服务除通过多元化的工作训练，紧密的个案跟进辅导活动，辅以培训课程，培养康复者的工作习惯及技能外，还能让他们赚取训练津贴，达至丰富人生（见图3-20）。

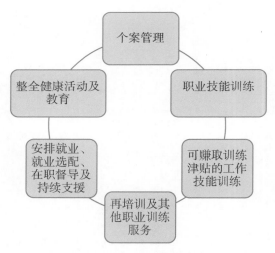

图3-20　职业康复服务的内容

表3-8 职业康复服务的内容

服务内容	庇护工场		辅助就业服务	
	室内训练	社区融合训练	工作训练（于社区场地或社会企业场地进行）	劳动力市场就业（包括受聘于社会企业）
个案管理	定期评估、支援性辅导服务、支援性药物治疗			就业后为期半年的跟进
	注重基本技能及习惯培养		较贴近公开就业需要	
整全健康活动及教育	包括职业技能、社交、康乐、治疗性活动，以促进康复者强化多方面的成长			
	安排较多活动辅助训练		主要集中于工作训练，较少活动	
职业技能训练	按康复者能力、兴趣及工作动机等编排			
	较简单		较高难度	
	日间进行，时间稳定		训练时间需配合业务需要	
	生产训练		社区融合训练	
	专项技能训练		实际工作环境训练	
可赚取训练津贴的工作技能训练	● 训练提供者与康复者没有雇佣关系 ● 训练津贴金额按具体工种训练的难度有所差异			● 雇佣关系聘请 ● 赚取最低工资或最低工资以上的薪金
	较低		较贴近市场	

续上表

服务内容	庇护工场		辅助就业服务	
	室内训练	社区融合训练	工作训练（于社区场地或社会企业场地进行）	劳动力市场就业（包括受聘于社会企业）
再培训及其他职业训练服务			● 语文、软性技巧、工作技能、行业认知 ● 雇员再培训课程、香港职业训练局课程 ● 短期课程或较有连续性的长期课程	
安排就业、就业选配、在职督导及持续支援			● 求职技巧训练，例如面试技巧、撰写履历表，以强化康复者的职前准备 ● 按康复者的能力及兴趣进行就业配对	● 就业转介 ● 就业后为期半年的跟进

3.2.6 庇护工场的服务内容

1. 个案管理工作

（1）个案管理——社工或个案工作员通过专业评估、早期介入、支援与辅导，协助和鼓励康复者订定个人化的职业康复目标和计划。这些内容需要与工作训练导师协作，并了解康复者的工作表现、精神及情绪状况。此外，亦可通过不同形式的个案会议，包括单位、跨服务界别层面，与相关的专业团队共同制订及执行康复者的个人复元计划。

（2）定期评估——除一般的康复评估外，定期检视康复者的工作行为及能力，同时对其进行工作表现评估亦是必不可少的部分。持续的评估有助于针对康复者不同训练阶段的需要确定训练方向，协助其针对问题进行改善，并提升能力。康复者亦会共同检讨其训练进度，包括工作技巧、工作习惯、持久力、自信心、责任心、人际关系及沟通技巧等各方面。

康复者不同工作阶段的评估见表 3 – 18。

表 3 – 9   收纳评估

目的	评估形式	评估内容	评估参与者
● 全面评估康复者之需要及情况 ● 与康复者共同厘定"个人复元计划" ● 讲解服务内容及介绍跟进职员	● 个别面谈 ● 向转介者、申请人的家属查询了解	服务单位设计之面谈评估报告，项目包括： ● 个人及家庭背景资料 ● 精神健康状况、服药状况 ● 过往工作情况 ● 教育背景 ● 财政状况 ● 显现问题 ● 初步康复计划	● 个案工作员，如个案经理/社会工作者/职业治疗师 ● 邀请家属参与收纳评估 ● 其他相关人士，如转介者、医疗单位职员（社康中心护士、职业治疗师）

表 3 - 10　进度评估

目的	评估形式	评估内容	评估参与者
● 定期了解康复者的服务需要，以便尽早介入 ● 订定明确的康复目标以符合康复者之康复需要 ● 检讨"个人复元计划"进度并进行修订	观察性评估： ● 面谈 ● 导师观察 ● 个案职员到康复者训练地点探访观察	● 情绪、压力及时间管理等适应 ● 检讨计划的进展并按康复者之需要进行修订	● 个案工作员、社会工作者、职业治疗师 ● 康复者及其家属 ● 导师 ● 其他相关人士，如医生、医务社工等
	职业康复评估工具： ● 工作行为表现评估 ● 工作技能评估	工作行为及表现项目： ● 工作质量 ● 守时及纪律 ● 个人卫生、仪表 ● 工作训练掌握程度	
	社会与心理评估： ● 复元评估问卷 ● 特氏生活满意问卷	● 生活满意程度 ● 服务参与度 ● 与职员间的关系、主动寻求协助之程度	

第
三
章

表 3-11 个案终结/转介前评估

目的	评估形式	评估内容	评估参与者
● 评估康复者对其他服务的需要 ● 评估服务单位所提供的服务是否已满足康复者之需要或已完成有关之康复目标 ● 评估康复者是否适合现时服务	● 面谈 ● 电话联络 ● 个案会议 ● 评估工具 ● 退出服务报告 ● 个案终结记录/转介表 ● 工作行为评估（退出服务）	● 评估对其他服务之需要 ● 评估是否已满足现时服务单位所提供之服务 ● 评估是否已完成所订立之康复目标	● 个案工作员、康复者及其家属 ● 其他相关人士，如医生、医务社工等

表 3-12 小组及活动需要评估

目的	评估形式	评估内容	评估参与者
● 了解康复者对小组及活动的需要 ● 收集康复者的意见，以策划满足康复者之小组及活动	● 问卷调查 ● 小组分享 ● 意见栏 ● 康复者会议	● 康复者期望参与小组活动之种类 ● 形式、次数	● 服务单位主管及个案工作员 ● 康复者/及其家属 ● 有关职员如导师、职业治疗师等

（3）支援性辅导服务——社工或个案工作员提供支援性辅导以完善康复者的心理社交技巧、支援网络，强化他们的压力、情绪管理能力。其服务内容及方向为：

- 通过个别辅导及小组活动，引导康复者保持适当的工作习惯，培养良好的工作态度。
- 加强及扩大康复者寻求资源的渠道和方法，协助他们解决个人问题及挑战。
- 调解与人相处时产生的摩擦，改善人际关系。
- 鼓励康复者增强工作适应能力。

（4）支援性药物治疗——为让康复者持续地保持良好的精神健康状态，服务机构会与专业医疗人员、宿管、导师及家属等不同人士合作，持续观察康复者的精神状态，并提供以下适当的药物治疗：

- 关注康复者的精神状况是否与平日有异。
- 残余病症的程度。
- 康复者的睡眠情况、服食的药物及习惯。
- 加强教育，为其提供有效及适切的药物治疗信息。

2. 整全健康活动及教育

（1）整全健康活动——通过举办不同性质的活动，包括职业技能训练、社交活动、康乐活动、治疗性活动，以涵盖全人的需要，促进康复者强化多方面的机能，扩阔社交圈子，丰富健康知识，增进身、心、灵健康。形式包括一次性的集体康乐健体活动、持续性的小组等。由于接受庇护工场服务的康复者的工作训练时间较为固定，故服务营运机构易安排不同类型的活动以辅助康复者的整体发展。

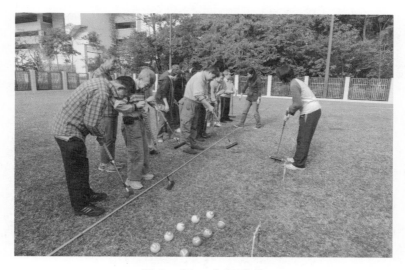

图 3-21　小组活动

（2）精神/身体健康教育——有效的病征管理亦是迈向复元重要的一环。为此，服务单位可以提供精神/身体健康教育服务，以加强康复者、照顾者以及家属对精神疾病的认识、对病人病情的掌握及判断能力。其内容为：

●　关注康复者的精神及健康状况。

● 提升病悉感，让其知晓准时服药及定期复诊的重要性。

● 增加康复者及其家属对精神疾病的认识。

● 加强与精神疾病康复者家属的合作。

● 倡导健康的饮食习惯，注意身体的健康状况。

（3）全年活动计划——单位社工或个案工作员每年会按年度目标、康复者需要及预算来制订下一年度的全年活动计划，并交由单位主管审批。活动范畴及形式广泛，一般分为恒常项目及年度主题活动。恒常活动包括康复者大会、春茗活动、中秋联欢晚会、身体检查日等。而在年度主题活动方面，如该年度之年度主题为健康饮食，全年活动计划中将包含介绍健康饮食的资料及活动，包括健康烹饪、健康饮食讲座、素食活动等。在活动前，活动负责人应撰写活动计划书，其中应包含活动目标、对象、内容、预计成效、评估、预算等内容。在活动之后，还会填写活动检讨报告，以了解活动的适切性、成效及收支。

3. 职业技能训练

以前，庇护工场只提供较为单一的基本训练，如加工生产及包装等，并由工场职员把工序分拆，让不同工作能力的康复者专注于某一部分工作，以培养康复者的工作习惯并提升其工作技巧。为配合市场的发展并针对较年轻的康复者的训练需要，近年来庇护工场及综合康复服务中心还加入了多元化的训练项目，以因应康复者的个人能力及兴趣，并为他们提供了更多的工种训练选择。为进一步推动社区融合，服务机构亦积极发展了社区融合工作训练，以期帮助康复者重新投入社区，并为接受辅助就业服务及公开就业做准备。

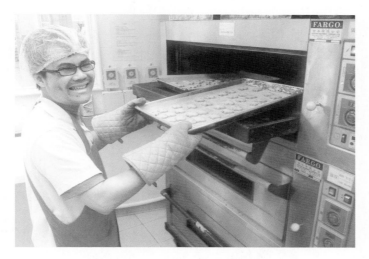

图 3-22　庇护工场的烘焙训练

然而，庇护工物中无论是哪一种训练方式，都会由导师带领康复者加以训练，同时督导他们的品质、工作技巧的发展，并对他们的表现给予回馈，让他们巩固所学，逐步提高其工作技能。表 3-13 所列出的是庇护工作常见的训练项目及安排。

表 3-13   庇护工场的职业技能训练项目及安排

训练项目	训练内容	训练编排
基本训练：培养工作习惯及动机	● 信件处理及加工包装 ● 按要求（例如颜色、形状、大小、长短）将配件分类 ● 产品包装（如按数量、次序及方向摆放物件） ● 单张或信件入封（按样本单张式样、单张方向、排列次序、单张数量等） ● 操作一般包装用手工工具（包括订书机、剪刀及胶纸机） ● 货品清点（由 1～100）、数量记录	● 星期一至五于日间进行 ● 时间固定并有规律 ● 上午：训练—小憩—训练 ● 下午：午膳—训练—小憩—训练 ● 配合发展需要，有时会于训练时间安排活动及小组
专项训练：提升技能	● 手工艺品制作 ● 车缝 ● 木工 ● 食品及饮品制作和加工 ● 烘焙 ● 农产品种植 ● 工场简单清洁	● 集中于日间进行 ● 按业务需要于假日变更 ● 相对基本训练于时间编排上较有灵活性 ● 训练及小憩时间由导师安排
社区融合工作训练：进一步提升技能及融入社区	● 汽车美容 ● 场地清洁 ● 餐饮零售	● 按工作难度及康复者的状况由导师编排时间并安排休息 ● 配合场地及业务需要变更编排

4. 可赚取津贴的工作技能训练

每项工作训练均设有津贴，以奖励康复者的辛劳付出，训练津贴属多劳多得性质，也就是依据康复者的工作表现及工作能力分发。其评核制度可举例如表 3 – 14。

表 4 – 14　训练津贴评核制度

津贴项目		目的及内容
基本训练	生产津贴	● 多为桌面加工及能计算生产量的项目 ● 按具体工序的日生产量计算 ● 以多劳多得为原则
专项训练及社区融合工作训练	基本津贴	● 为该训练时段可享有的津贴 ● 每个训练项目均设有不同金额的基本津贴
	出勤津贴	● 奖励良好出勤 ● 如迟到一定时间（例如15分钟），将不发放出勤津贴
	勤工奖	● 鼓励康复者保持良好的出勤 ● 每月按时间表安排出席训练计划（出席率100%），而出勤日数达每月至少20天
	工作表现奖	● 鼓励康复者改善工作态度及表现 ● 按表现获发奖励金 ● 使康复者体验多劳多得的回报
	其他津贴	● 按具体训练场地需要订定 ● 多适用于社区融合训练的户外场地 ● 跨区交通津贴 ● 特别时间津贴（早更、夜更）

3.2.7 辅助就业的服务内容

1. 个案管理

辅助就业服务中的个案管理，与庇护工场/综合职业康复中心中的项目大致相同，其不同之处在于，与个案商讨的提升目标重点不同。庇护工场/综合职业康复中心的重点大多放在改善个案的工作习惯、人际关系、与人沟通的技巧等项目上，而辅助就业服务的个案重点则重在就业动机、工作技巧以及独立生活技能的提升。

2. 整全健康活动及教育

有如一般的劳动人士，康复者每天除了工作外，工余时间的活动应同样受到重视。因此，辅助就业服务单位同样为康复者提供身、心、灵健康活动及教育，以提升康复者多方面的兴趣，鼓励他们注重身体及心灵的健康发展，建立健康快乐的人生。由于参与辅助就业服务的康复者能力相对较强，而且辅助就业的服务重点是工作与就业。因此，单位所举办的整全健康活动及教育的数量较庇护工场为少。

3. 职业技能训练

为提供与劳动力市场就业环境相似的培训，辅助就业服务单位会在社区提供职业技能训练。其训练时间不限于日间，会按社区场地需要安排。除了在导师带领下完成工作训练外，还会接受社工或个案工作员的支援。由于接受服务的康复者工作的独立性及工作能力较强，所需的督导及支援便相对较少。

4. 可赚取训练津贴的工作技能训练

辅助就业服务中所提供的训练津贴以多劳多得为原则按康复者的表现及工作能力发放（津贴项目可参考表3 – 14 训练津贴评核制度）。由于辅助就业服务所提供的社区融合工作训练项目较复杂，康复者负责处理的项目亦较多，故训练津贴金额（尤其是基本津贴项目及工作表现奖项目）亦较庇护工场高。

5. 再培训及其他职业训练服务

除工作训练项目，辅助就业服务单位还会与其他培训机构合作，举办就业相关课程以提升康复者的知识及技能。课程包括从基本语文到较贴近市场的职业技能训练。开办的短期课程包括：糕品制作、花艺制作、实用英语会话等。此外还开设一年制课程，例如餐饮及酒店实务证书课程等。

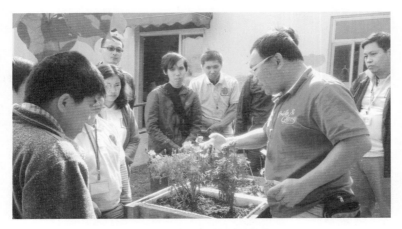

图 3 – 23　再培训课程

6. 安排就业、就业选配、在职督导及持续支援

由于辅助就业的服务重点，是康复者工作技巧的提升及至劳动力市场就业。因此，辅助就业服务的社工或个案工作员，亦会担当着联系康复者及雇主的桥梁，目的是促进双方的沟通，让康复者成功地就业。

（1）求职技巧及就业选配。服务单位会提供求职技巧训练，例如面试技巧训练、撰写履历表训练，以强化康复者的职前准备。另外亦会开展就业配对，就康复者合适的工作岗位提出建议。就业主任亦会与外部公司/企业加强联系以鼓励企业聘用康复者。

（2）在职督导及持续支援。服务单位会为已公开就业的康复者提供不少于 6 个月的在职督导及支援服务。

社工就业主任/个案工作员会与康复雇员及雇主保持良好沟通，以协助康复者适应工作岗位。同时，为雇主提供与康复者相处或与精神疾病康复相关的培训，以提升雇主对康复雇员的理解，促进康复者与雇主建立良好关系。

表3-14　职业康复服务单位职员编配及职责概览

服务单位	职位	职责
庇护工场	单位主管	● 监察单位整体运作 ● 人力资源调配 ● 监察服务指标的执行 ● 督导各级员工
	社工／职业治疗师／个案主任	● 借助不同评估工具，评估康复者个人能力及需要 ● 提供支援性之辅导服务，促进康复者的精神健康 ● 记录及跟进康复者的训练进度 ● 定期与转介者联络及跟进康复者训练进度 ● 订定及检讨个人康复计划

续上表

服务单位	职位	职责
庇护工场	导师 / 助理导师 / 场地督导员	● 带领康复者接受不同种类的工作训练，提升他们的工作技能 ● 定期评估康复者工作技能及表现 ● 定期与社工/职业治疗师/个案主任检讨康复者工作能力
辅助就业服务	单位主管	● 管理单位的整体运作 ● 人力资源调配 ● 监察服务指标执行 ● 督导各级员工
	社工	● 收纳转介康复者 ● 评估康复者的能力及需要 ● 设计合适的职业培训活动 ● 督导就业主任
	就业主任	● 提供支援性之辅导服务，促进康复者的精神健康 ● 记录及跟进康复者训练进度 ● 定期与转介者联络及跟进康复者训练进度 ● 订定及检讨个人康复计划 ● 拓展雇主网络及就业配对 ● 为康复者提供职前培训及就业跟进
	导师 / 场地督导员	● 提供种类不同之结构性工作训练环境，提升康复者的工作技能 ● 定期评估康复者工作技能及表现 ● 定期与社工 / 就业主任检讨康复者工作能力

续上表

服务单位	职位	职责
社会企业： ● 按服务机构及服务范畴而定 ● 现以零售店铺为例	店铺主管/助理店铺主管	● 管理店铺的整体运作，包括销售营运 ● 人力资源调配 ● 督导各级员工
	个案工作员（由辅助就业服务单位安排）	● 提供支援性之辅导服务，促进康复者的精神健康 ● 记录及跟进康复者训练进度 ● 定期与转介者联络并跟进康复者训练进度

3.2.8　职业康复服务案例

职业康复服务的特色在于提供多元化的工作训练，以配合不同康复者的需要及发展。以下的案例将会对其具体运作加以阐释。

国华，35岁，患有精神分裂症。自25岁病发起曾入院数次。经医护人员评估，认为他可接受职业训练以助复元。经相关部门的转介，申请庇护工场服务。

庇护工场社工收到转介文件后约见国华，通过了解国华的病历、工作经验、现时居住情况等资料，得知他过去曾从事过清洁工作。但因多年没有工作，国华意欲进行简单的训练以恢复和巩固工作习惯，故此社工安排他在导师督导下接受包装组工作训练，以此作为短期介入目标。

服务期间，国华表示因为不想再让精神疾病复发，所以希望得到一种稳定的生活及训练。此外，国华表示，药物的作用，直接导致了他的肢体动作迟缓，故他希望对药物的作用/副作用有更多的认识，同时也希望导师体谅他的动作迟缓问题。于是，社工与国华订立了一个个人康复计划，内容包括在工作行为及技能方面按其工作能力安排相应的工作量；于精神药物认识层面，社工为国华及其他康复者举办了一个药物知识讲座，以讲解药物知识并提升他们的病悉感。

国华每天在工场的训练内容主要是包装、入盒、上封条等。为使国华有效掌握工作技巧，导师在为他示范有效率的工作方法的同时，还从旁指导及修正。导师亦定期为国华的表现评分，内容包括出勤率、工作速度、专注力等，并每月交给社工统计及存档。社工亦定期邀请国华面谈，了解其训练进度及需要。

一年下来，在社工再次评估国华的进展时，了解到他的工作速度已有所提升，并可以在导师协助下参与更多工序的劳动。社工的评估结论是国华可晋升至其他难度更高的训练组别。因此，社工按国华的能力及意愿，转介国华接受辅助就业服务，因此让其进入社区的公园中接受清洁工作技能训练。

社区性训练的特色在于国华需与区内市民接触，初时他表现得较为胆怯，但在他适应环境后，便可放松地与他人接触了。在频繁地接触社会之后，国华表现得较以前开朗多了。这个个案所引出的更深一层的公众教育意义是，让公众人士对康复者有了更多的了解，并且在减少误解的前提下，促进了伤健共融社区的建设。

从这个案例可以看出，以提供工作训练及评估为目标的职业康复服务，能协助康复者逐步掌握工作技能并协助其康复。稳固的工作训练不单可改善康复者的精神状态，而且还可提升其自尊心和自信。由此可知，唯有赖社工、导师以及康复者紧密无间的合作，并以多元化及以人为本的职业训练加以配合，才能协助康复者走向复元。

3.2.9 职业康复服务小组工作案例

小组活动：职前准备培训。

人数：12人。

目标：

● 认识劳工市场现况及个人择业取向，了解工作配对过程。

● 培养求职相关的软性技巧，包括压力处理技巧、社交技巧、正向思维技巧，以助求职及日后维持工作。

● 通过讲解面试准备及模拟面试，强化面试技巧，增强面试的信心。

小组对象：准备求职人士。

每节时间：1 小时。

表 3-15 职前准备培训小组活动内容

活动节数	小组活动内容
1	认识自我／个人择业取向／加强工作动机
2	正向思维／增强自信
3	自我增值
4	解决问题技巧／逆境处理
5	纾缓压力
6	沟通技巧／人际关系
7	成为愉快的合作伙伴／良好工作态度／工作操守
8	面试前心理准备
9	面试技巧
10	模拟面试

职前准备培训小组活动的细节如下：

第一节

主题：认识自我／个人择业取向／加强工作动机。

目标：藉认识自己和了解行业帮助订定求职目标。

表3－16　职前准备培训小组活动第一节内容

阶段与时间（分钟）		课程内容	形式（包括短讲、分组讨论、角色扮演、示范、实习及参观等）	所需物资/教具
开端	10	● 互相认识 ● 介绍小组目标、守则、内容	短讲	
发展	10	● 认识自己的优点和缺点	工作纸、讲解、示范和提示	自我认识工作纸
发展	15	● 了解自我就业取向	工作纸、讲解、示范和提示	行业认识工作纸
发展	15	● 优质工作文化的重要性 ● 工作的良好心态 ● 如何做好这份工作	短讲、参加者讨论	
总结	10	● 总结	短讲、问答	

第二节

主题：正向思维／增强自信。

目标：学习正向思维，通过练习增强自信。

表3-17 职前准备培训小组活动第二节内容

阶段与时间（分钟）		课程内容	形式（包括短讲、分组讨论、角色扮演、示范、实习及参观等）	所需物资/教具
开端	5	● 回顾上次课堂内容	短讲	
发展	15	● 如何发展个人强项及改善缺点	短讲、参加者讨论	
发展	15	● 良好的自我形象	短讲、参加者讨论	
发展	15	建立自我形象： ● 善用个人特质 ● 为自己输入正面的信息	短讲、参加者讨论	
总结	10	● 总结	短讲、问答	

第三节

主题：自我增值。

目标：了解自我增值的渠道，鼓励持续学习以适应将来的工作要求。

表3-18　职前准备培训小组活动第三节内容

阶段与时间（分钟）		课程内容	形式（包括短讲、分组讨论、角色扮演、示范、实习及参观等）	所需物资/教具
开端	5	● 回顾上次课堂内容	短讲	
发展	10	● 终身学习及个人增值的重要性	短讲、参加者讨论	
发展	10	● 终身学习的理念	短讲、参加者讨论	
发展	25	进修渠道： ● 职业进修课程 ● 网上学习	工作纸、短讲、示范、练习、提示	进修信息（书本/网上平台）
总结	10	● 总结	短讲、问答	

第四节

主题：解决问题技巧／逆境处理。

目标：学习解决问题的技巧，以应付可预见的逆境。

表3-19　职前准备培训小组活动第四节内容

阶段与时间（分钟）		课程内容	形式（包括短讲、分组讨论、角色扮演、示范、实习及参观等）	所需物资／教具
开端	5	● 回顾上次课堂内容	短讲	
发展	10	● 问题／逆境有何影响	短讲、参加者讨论	
发展	10	● 问题／逆境的正面意义	短讲、参加者讨论	
发展	10	如何处理冲突： ● 冷静分析问题的症结 ● 处理问题的五种策略 ● 需要时寻找适当的援助	短讲、参加者讨论	

续上表

阶段与时间（分钟）		课程内容	形式（包括短讲、分组讨论、角色扮演、示范、实习及参观等）	所需物资/教具
发展	15	问题／逆境三部曲： ● 预防——减少问题／逆境 ● 治疗——处理问题／逆境 ● 康复——从问题／逆境中自我复修	工作纸、短讲、示范、练习、提示	工作纸
总结	10	● 总结	短讲、问答	

第五节

主题：纾缓压力。

目标：学习纾缓压力的技巧，以应付可预见的工作压力。

表3-20 职前准备培训小组活动第五节内容

阶段与时间（分钟）		课程内容	形式（包括短讲、分组讨论、角色扮演、示范、实习及参观等）	所需物资/教具
开端	5	● 回顾上次课堂内容	短讲	
发展	15	● 压力从何而来 ● 压力指数测试 ● 压力过大的信号	短讲、工作纸、参加者讨论	压力指数工作纸
发展	10	● 积极抗压的方法	短讲、参加者讨论	
发展	25	● 化工作压力为动力 ● 想象力 ● 积极 ● 自我安慰 ● 自我肯定	工作纸、短讲、示范、练习、提示	
总结	5	● 总结	短讲、问答	

第六节

主题：沟通技巧／人际关系。

目标：学习沟通技巧／人际关系的技巧，促进职场沟通能力。

表 3-21　职前准备培训小组活动第六节内容

阶段与时间（分钟）		课程内容	形式（包括短讲、分组讨论、角色扮演、示范、实习及参观等）	所需物资/教具
开端	5	● 回顾上次课堂内容	短讲	
发展	15	● 常见的沟通障碍 ● 总是论断别人 ● 告诉别人解决的方法 ● 偏离对方关心的事	短讲、参加者讨论	
发展	10	有效的沟通方法： ● 坦诚表达 ● 平心/主动聆听 ● 接受感受	短讲、示范、练习、提示	

续上表

阶段与时间（分钟）	课程内容	形式（包括短讲、分组讨论、角色扮演、示范、实习及参观等）	所需物资/教具
发展	25	● 主动聆听的技巧 ● 说话速度及语调 ● 提问方式 ● 身体语言 ● 适时回应及摘要 ● 适时的宁静	短讲、示范、练习、提示	
总结	5	● 总结	短讲、问答	

第七节

主题：成为愉快的合作伙伴／良好工作态度／工作操守。

目标：了解良好工作态度和操守，争取在职场上取得好的表现。

表3－22　职前准备培训小组活动第七节内容

阶段与时间（分钟）		课程内容	形式（包括短讲、分组讨论、角色扮演、示范、实习及参观等）	所需物资/教具
开端	5	● 回顾上次课堂内容	短讲	
发展	20	● 良好的工作操守 ● 适时的宁静 ● 服从上司的指令 ● 准确执行 ● 负责任及严守机密 ● 待人以礼、与同事合作 ● 关怀别人、对工作热诚 ● 处事冷静、有耐心	短讲、参加者讨论	
发展	10	● 常犯的操守问题	短讲	
发展	20	● 保持良好工作态度的方法	短讲、参加者讨论	
总结	5	● 总结	短讲、问答	

第八节

主题：面试前心理准备。

目标：了解面试前可能出现的反应和情绪，为面试做好准备。

表 3-23　职前准备培训小组活动第八节内容

阶段与时间（分钟）		课程内容	形式（包括短讲、分组讨论、角色扮演、示范、实习及参观等）	所需物资/教具
开端	5	● 回顾上次课堂内容	短讲	
发展	20	面试时常见的情绪： ● 紧张 ● 焦虑 ● 善忘 ● 手抖、心跳、呼吸加快	短讲、参加者讨论	
发展	10	● 反映情绪的行为及身体反应	短讲、工作纸	情绪和身体反应工作纸
发展	20	● 自我控制情绪的方法：深呼吸	短讲、示范、练习、提示	
总结	5	● 总结	短讲、问答	

第九节

主题：面试技巧。

目标：了解和练习面试技巧，为求职面试做好准备。

表3-24　职前准备培训小组活动第九节内容

阶段与时间（分钟）		课程内容	形式（包括短讲、分组讨论、角色扮演、示范、实习及参观等）	所需物资/教具
开端	5	● 回顾上次课堂内容	短讲	
发展	10	● 主考人想从面试中得到的信息 ● 面试当日的准备 ● 面试时的态度	短讲、参加者讨论	
发展	20	● 面试问题举例 ● 如何处理突发事件	短讲、示范、练习、提示	
发展	20	面试的基本礼仪及应对技巧： ● 诚实有礼的态度 ● 有信心的语调 ● 运用例证、忌说空话	短讲、示范、练习、提示	
总结	5	● 总结	短讲、问答	

第十节

主题：模拟面试。

目标：模拟实况环境，练习面试技巧，为求职面试做好准备。

表3-25　职前准备培训小组活动第十节内容

阶段与时间（分钟）		课程内容	形式（包括短讲、分组讨论、角色扮演、示范、实习及参观等）	所需物资/教具
开端	5	● 回顾上次课堂内容	短讲	
发展	30	● 分派模拟求职岗位和面试顺序 ● 每2名参加者一组，1名作为求职者，1名作为面试官助理协助社工扮演的面试员问问题 ● 每组面试最多5分钟	短讲、示范、练习、提示	求职岗位、面试桌椅、计时器
发展	20	● 轮流分享模拟面试的感受，社工总结面试表现，给予意见	短讲、参加者讨论	
总结	5	● 总结	短讲、问答	

3.3　精神健康综合社区中心

3.3.1　精神健康综合社区中心服务的发展

　　香港社会福利署于 2001 年开始试行了一项为期 3 年的先导计划——"社区精神健康联网服务"，服务对象是一些在融入和参与社区生活时较被动的康复者，这一计划的目标是通过外展探访、辅导、就业咨询、转介福利服务、举办社交康乐及教育活动等，让社区成员接触康复者及其家属，以协助他们扩阔社交圈子，鼓励他们互相帮助和支援，避免其孤立于社区。

　　2005 年，社会福利署推行了"社区精神健康照顾服务"，目的是为离开精神科医院的精神疾病患者和迁离过渡期宿舍的精神疾病康复者提供社区支援服务，帮助他们适应转变并重返社区独立生活。其后，社会福利署更将社区精神健康服务的对象扩展至疑似精神疾病患者，并于 2007 年推出"社区精神健康协作计划"，向社区内疑似有精神健康问题的人士及其家属提供外展介入服务，以协助他们解决与精神健康有关的问题。在此期

间香港医院管理局也开展了多项社区精神科服务，包括
"精神疾病患者重返社会康复计划"（"毅置安居计划"）
"青少年思觉失调服务计划""个案管理计划"等。

2009 年 3 月，政府为重整多项社区精神健康支援服
务，在天水围试验性成立了香港首间提供"一站式"精
神健康服务的精神健康综合社区中心。至 2010 年，香港
各区共设立精神健康综合社区中心 24 间，为已出院精神
疾病患者、疑似有精神健康问题的人士及其家人/照顾
者和区内居民提供全面性预防至危机管理的、社区为本
的"一站式"支援服务。

3.3.2　精神健康综合社区中心的服务理念

香港精神健康综合社区中心的服务理念是：

● 为社区内有精神健康问题或疑似有精神健康问
题的人士，提供"一站式"、社区为本的外展
支援服务，以提升他们适应社会的能力，帮助
他们重新投入社区生活，并协助他们发展社交
和职业技能，踏上健康、积极的复元之路。

● 协助家属/照顾者了解精神疾病，加强他们照
顾和处理有精神健康问题或疑似有精神健康问
题家人的能力，发挥家属作为支援力量的

作用。

● 倡导公众关注精神健康问题。

● 提升居留在私营残疾人士院舍的有精神健康问
题或疑似有精神健康问题的人士的社交能力并
增强其社会联系。

3.3.3 精神健康综合社区中心的服务模式

精神健康综合社区中心的服务模式如图 3-24 所示。

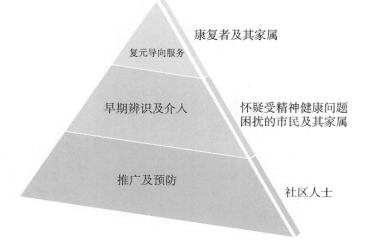

图 3-24 精神健康综合社区中心的服务模式

表 3-26　精神健康综合社区中心服务模式一览表

三层精神健康服务模式	服务目的	有助复元的元素	服务内容	达成关顾指标
1. 推广及预防	● 通过跨界别联系社区不同的利益相关者进行社区推广 ● 倡导公众认识和关注精神健康问题，借此提高公众的心理素质和抗逆能力 ● 消除对康复者的标签，鼓励公众接纳和尊重精神疾病康复者 ● 倡导精神健康政策及相关服务 ● 促进康复者充分和平等地参与社区生活	● 尊重与"反污名" ● 参与 ● 整全性 ● 重视个人优势 ● 希望	● 身心康盛教育 ● 精神健康教育 ● 减少污名并推展社区共融活动 ● 开展正向心理小组/活动 ● 开展社区义工培训/活动 ● 加强社区联系 ● 倡导活动	● 提供心理教育和培训，以提升康复者对精神疾病及精神健康问题自我管理问题的认识 ● 促进家庭和社会的支援网络建设 ● 联系适切的精神健康服务和社区资源

续上表

三层精神健康服务模式	服务目的	有助复元的元素	服务内容	达成关顾指标
2. 早期辨识及介入	通过早期辨识及介入，支援有需要的个人及其家属： ● 关顾个人的精神健康问题，提供个人及家庭层面的辅导支援 ● 尽早辨识问题所在，帮助服务对象联系合适的支援服务，降低出现危机的风险	● 个人化、起伏中的成长 ● 康复者的参与及责任 ● 重视个人优势 ● 家属参与	● 通过外展探访，提供个案管理、辅导、辨识、评估及介入等服务 ● 职业规划及发展服务 ● 朋辈支援及工作员服务 ● 通过身心康泰活动，提供有关身体、心理、社交及灵性范畴的活动，复元为本的小组及活动（如"身心健康行动计划"），正向心理学治疗小组活动，支援及教育性小组或活动、康复者义工培训及活动等 ● 家庭为本的服务介入 ● 家属支援	● 提供心理教育和培训，以提升对精神疾病和精神健康问题自我管理的认识 ● 提供支援辅导，以促进身、心、灵复元 ● 提供各类目标为本的培训，以提升其融入社区生活的技能 ● 促使其参与有意义的活动，强化其社会角色 ● 促进家庭和社会支援网络的建设 ● 联系适切的精神健康服务和社区资源

续上表

三层精神健康服务模式	服务目的	有助复元的元素	服务内容	达成关顾指标
3. 精神健康服务模式 复元导向服务	借助复元为本的实践，促进康复者及家属身心康泰： ● 提升康复者和家属的期盼 ● 鼓励康复者和家属参与及决定复元的历程及方向 ● 促使康复者和家属处理自己及家庭面对的挑战，增强其抗逆力 ● 促进康复者和家属建立社区支援网络，以实践有贡献和满意的生活方式	● 个人化、起伏中的成长 ● 康复者的参与及责任 ● 重视个人优势 ● 家属参与		

表 3−27 精神健康综合社区中心的服务对象、
宗旨与目标及收纳准则

服务对象	居住在中心所属社区的居民。包括： ● 15 岁或以上的精神疾病康复者 ● 15 岁或以上的疑似有精神健康问题的人士 ● 上述人士的家属/照顾者 ● 有意进一步认识/改善精神健康问题的居民
宗旨与目标	为居住在本社区的确诊精神疾病患者、疑似有精神健康问题的人士及他们的家属/照顾者提供"一站式"、社区为本的综合社区康复支援服务；为区内居民提供关于精神健康的公众教育
收纳准则	居住在本社区的年满 15 岁及以上的人士： ● 精神疾病康复者及/或精神科医院/诊所的门诊病人； ● 疑似有精神健康问题的人士

3.3.4 精神健康综合社区中心
服务申请、收纳及退出

1. 申请服务手续

精神健康综合社区中心接受由医生、社工或辅助医疗人员转介及自行申请的个案，转介者可通过电话咨询并由社工初步评估申请人是否符合申请资格。若符合申请资格，转介者需填妥转介表格传真至服务单位。如属自行申请，则毋须填写转介表格。中心主管在收到服务申请后，会根据收纳准则决定是否收纳个案，并委派合适的社工或个案工作员跟进。

2. 持续评估

精神健康综合社区中心接获转介个案或自行提出的申请后会启动分流系统，随后社工或个案工作员会主动联络康复者及其家属，安排探访/约见面谈以对服务需要进行初次评估。工作员会在初次面谈中评估申请人的服务需要、精神状况及风险因素，并提出适切的服务内容，如个案管理、身心康盛活动、职业治疗活动及家属支援等。

3. 退出服务及结案评估

社工或个案工作员会持续评估康复者的需要，通过不同的介入手法，协助个案达成个人复元目标，如个人功能提升、联系至精神康复服务、达成个人服务目标、建立社交支援网络、定期接受精神科服务及治疗等，若能达成其个人复元目标并能持续保持稳定的精神状况，工作员会于合适的时间与康复者商讨终结服务。

若经医院管理局精神科社康护理服务的个案经理评估后，或在社工介入一段时间后，评估结论认为康复者的精神健康问题没有必要跟进，或康复者已入住过渡期宿舍或长期护理院，其个案服务便会终结。此外，康复者可随时退出服务，中心也会根据其需要替其做出合适的安排或转介其他机构的服务。

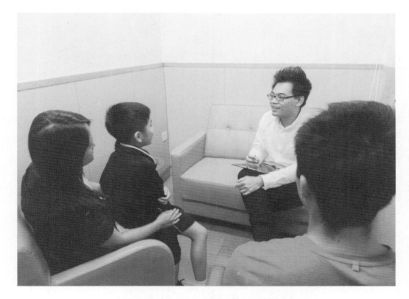

图 3 – 25　综合家庭系统治疗

　　详细的服务收纳及流程请参阅"精神健康综合社区中心收纳及服务流程"（图 3 – 26）。

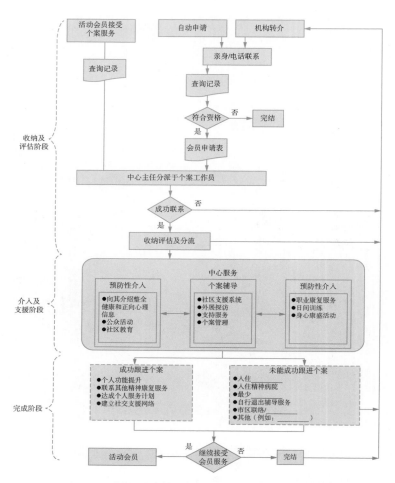

图 3 - 26　精神健康综合社区中心收纳及服务流程

3.3.5　精神健康综合社区中心的服务内容

精神健康综合社区中心的服务内容如图 3 – 27 所示。

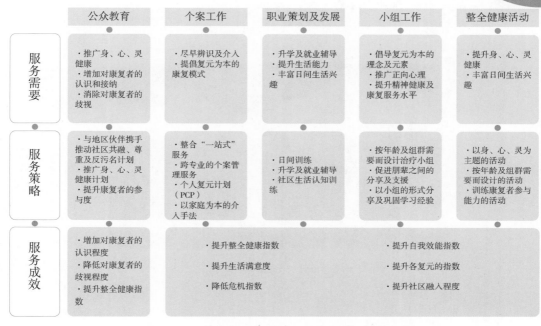

	公众教育	个案工作	职业策划及发展	小组工作	整全健康活动
服务需要	·推广身、心、灵健康 ·增加对康复者的认识和接纳 ·消除对康复者的歧视	·尽早辨识及介入 ·提倡复元为本的康复模式	·升学及就业辅导 ·提升生活能力 ·丰富日间生活兴趣	·倡导复元为本的理念及元素 ·推广正向心理 ·提升精神健康及康复服务水平	·提升身、心、灵健康 ·丰富日间生活兴趣
服务策略	·与地区伙伴携手推动社区共融、尊重及反污名计划 ·推广身、心、灵健康计划 ·提升康复者的参与度	·整合"一站式"服务 ·跨专业的个案管理服务 ·个人复元计划（PCP） ·以家庭为本的介入手法	·日间训练 ·升学及就业辅导 ·社区生活认知训练	·按年龄及组群需要而设计治疗小组 ·促进朋辈之间的分享及支援 ·以小组的形式分享及巩固学习经验	·以身、心、灵为主题的活动 ·按年龄及组群需要而设计的活动 ·训练康复者参与能力的活动
服务成效	·增加对康复者的认识程度 ·降低对康复者的歧视程度 ·提升整全健康指数	·提升整全健康指数 ·提升生活满意度 ·降低危机指数		·提升自我效能指数 ·提升各复元的指数 ·提升社区融入程度	

图 3-27　精神健康综合社区中心的服务内容

1. 将精神健康服务延展至公众教育

推广精神健康教育，消除社区人士对精神病患的标签，是精神健康综合社区中心的一项重要工作。有系统的公众教育，可以有效帮助精神病患者融入社区，并让其发挥所长。精神健康综合社区中心采用对外界开放的模式运作，任何有兴趣的人士都可以参与中心的活动，此举除增加社区人士对康复者的认识外，还可以有效推广精神健康项目。此外，中心还会通过举办社区展览、

举行社区活动等，来提升社区人士的参与度、认知度及
支持度，以进一步强化康复者的社区支援网络。

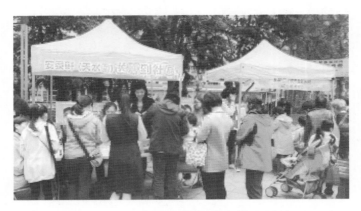

图 3 −28　在公共屋邨举办社区活动

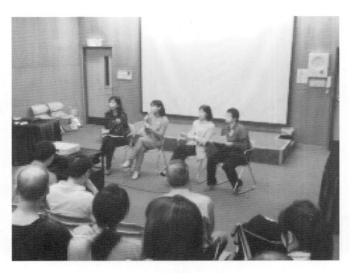

图 3 −29　精神健康主题讲座

● 推广精神健康理念。推行精神健康教育工作，有助大众在获得信息后，维持及提升个人良好的精神状态，同时亦可鼓励和教育被精神疾病困扰之人士尽早求助或接受转介。立足于"正向心理学"和"复元思想"两大理念，协助病患者寻找和强化正向心理资源，不但能提升其面对困难的勇气和抵抗挫折的能力，而且能帮助他们建立起愉快和有意义的人生，如果再以康复者自身的复元故事分享加以配合，让大众对精神疾病康复者有直接的了解，定然有助于提升康复者的自尊心和尊严感。

● 消除标签并促进共融。开展社区教育及共融活动，强化康复者与社区人士的合作与联系，展现康复者的优势和才能，减少公众对精神疾病及康复者的误解，弱化精神病患的标签化特征，进而减少公众对精神疾病患者的恐惧感和抗拒感，是促进彼此间关怀与接纳的有效方法。

2. 个案工作

个案工作是通过"一站式"、跨专业的个案管理探索个案的需要，提供定期的探访、精神健康状态评估、精神病征和药物管理、个人辅导支援、共同订定个人复元计划并采用以家庭为本的介入手法，配合社区其他资源如医院、家庭服务中心等，为康复者提供支援，进而达至尽早辨识及服务介入的康复社会工作方式。

（1）个案工作的介入及评估。社工或个案工作员在收到个案后，会尽快联络转介者或家属了解情况，并对不同的介入阶段进行评估，以持续了解个案的需要及危机程度，跟进相应的服务。服务内容包括：

● 提供心理教育和培训，提高对精神疾病和自我管理问题的认知水平。

● 提供支持性辅导，促进社会心理康复 。

● 提供目标导向的培训，提升社区生活技能。

● 促进家庭和社会支援网络的建设。

● 与精神卫生系统和社区支援网络建立联系。

（2）不同阶段的评估。现就个案工作不同阶段的评估简要介绍如下。

● 收纳评估（见表 3 – 28）。

表3-28　个案工作不同阶段的评估

目的	评估形式	评估内容	评估参与者
● 全面评估康复者之需要及情况 ● 与康复者共同厘定"个人复元计划"	● 面谈 ● 查询其他共同跟进个案的人士、家属或照顾者	● 社交历史 ● 医疗/精神病患信息 ● 就业情况 ● 经济情况 ● 现状问题/疑似精神健康问题 ● 初步治疗计划 ● 危机评估	● 个案工作员，如社工、护士、职业治疗师 ● 邀请家属参与收纳评估 ● 其他相关人士，如医生、医务社工、综合家庭服务中心社工、康复支援计划个案经理等

进度评估（见表3-29）。

表3-29　个案工作进度评估

目的	评估形式	评估内容	评估参与者
● 定期了解康复者的需要以便尽早介入 ● 订定明确的复元目标以符合康复者之需要 ● 检讨"个人复元计划"	● 通过面见、家访或到康复者工作地点探访观察 ● 查询其他共同跟进个案的人士、家属或照顾者	● 个人复元计划 ● 职业康复 ● 社会康复 ● 家庭状况 ● 复发记录 ● 社工或个案工作员意见 ● 康复者之个人资料	● 社工或个案工作员、康复者及其家属等 ● 其他相关人士，如医生、医务社工、家庭服务中心社工、康复支援计划个案经理等

个案终结/转介前评估（见表 3 - 30）。

表 3 - 30　个案工作终结评估

目的	评估形式	评估内容	评估参与者
● 评估康复者对其他服务的需要 ● 评估服务单位所提供的服务是否已满足康复者之需要或已完成有关复元目标 ● 评估康复者是否适合现时服务	● 面谈 ● 电话联络 ● 个案会议	● 评估对其他服务之需要 ● 评估是否已满足现时服务单位所提供之服务 ● 评估是否已完成所订立之个人复元计划	● 社工或个案工作员、康复者及其家属等 ● 其他相关人士，如医生、医务社工、家庭服务中心社工、康复支援计划个案经理等

3. 职业策划及发展

部分康复者因患病而赋闲在家，依赖家人的照顾，社会活动的缺乏，严重阻碍了其社交和全人发展，从而加速其独立生活能力的衰退。此外，有一些康复者在就业时遇到过不同的挑战，例如因为长期失业而导致其在工作能力上的表现达不到雇主的要求而被解雇，使他们感到气馁，甚或磨灭了他们再次寻找工作或重返工作的斗志。因此，精神健康综合社区中心亦会提供职业策划及发展服务，为康复者提供生活和职业能力评估及独立生活和就业能力方面的训练，以便协助康复者重返工作并适应社区生活。

在策划过程中，社工或个案工作员会因应每位康复者的工作动机而依据"变化阶段理论"（见图 3－30），编排不同的训练阶段，从而为他们提供合适的及以人为本的职业康复服务，最终令他们重返就业市场或接受其他职业康复服务。

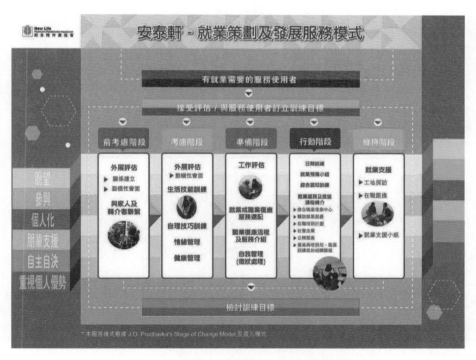

图 3 –30　康复者工作动机变化阶段理论的应用
（安泰轩网站主页截图）

同时，社工或个案工作员亦会依据复元概念之 6 层次理论，从重视个人优势（Strengths-based）、自主自决（Self-direction & choices）、个人化（Individualized）、希望（Hope）、朋辈支持（Peer support）及注重全人发展（Holistic）等 6 个方面，为病患者选取目标，订立训练内容。

下面以香港新生精神康复会精神健康综合社区中心——安泰轩的就业计划及发展模式为例，对职业策划的服务内容详加阐述。

（1）职业需要评估。对于有工作动机的康复者，服务单位通常会被安排进行就业动机、意向、工作能力、工作技能等系统性评估。为了让康复者在复元路上有更大的动力及自主权，职业治疗师会鼓励他们选择其所需要的职业康复训练服务、参与拟定个人康复计划及目标。同时，可因应康复者的工作动机及准备程度，安排个人化的日间训练或不同的就业小组训练。职业治疗师会为做好就业准备的康复者，提供工作选配及职业康复服务转介，以便其发挥所长。此外，更会为在职的康复者或接受职业康复服务的康复者提供就业辅导及跟进服务，以提升康复者就业的稳定性。

（2）职前训练。除应用药物进行辅助治疗外，精神疾病康复者还需养成良好的作息及生活习惯以帮助其稳定情绪，预防复发，慢慢适应社区生活。职业治疗的日间训练服务，致力于帮助有康复需要的康复者养成良好的作息习惯，重整生活模式，提升职业技能和工作态度，增强自信心、积极性，促使其改善人际关系技巧，全面为将来的工作做准备。

（3）生活技能训练，包括：

- 提供独立生活技能培训，强化康复者于社区生活的能力。

- 自我照顾能力，包括个人卫生、衣着、饮食习惯及日常生活安排等训练。

- 家居管理技巧，包括洗衣、制定餐单、烹调、家居安全和处理突发事件等训练。

- 健康管理训练，包括基本的健康常识、松弛方法、寻求医疗援助及按时服药的意识训练。

- 基本社区认知技巧，包括利用社区设施、购买生活必需品、使用银行服务、应用社交技巧、知悉道路安全规范等训练。

（4）身体功能训练同。为身体功能受损的康复者提供合适的训练，例如个别认知训练、防跌运动、家居环境评估、辅助器材的购买及使用培训等，协助康复者适应社区生活。

如有需要，社工或个案工作员亦会转介康复者至就业及职业康复服务，让康复者投入工作训练或为进入劳动力市场就业做准备。

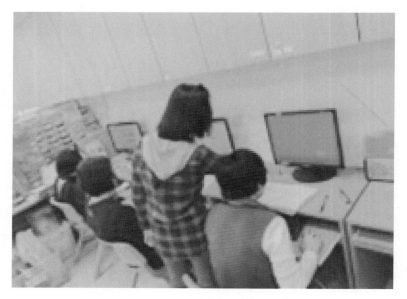

图 3-31   日间电脑训练

4. 小组工作

康复者往往因欠缺人际社交网络及朋辈支援而难以融入社区，并进而使得复元过程和结果的不够理想。除个案工作外，小组工作亦是康复工作的重要手段。通过参加小组活动，康复者可了解个人的特性、发挥个人的潜能，提升个人解决问题的能力，并通过与组员的互动和分享，建立友谊及相互支持网络，从而令康复者重返社区，达到复元的目的。

5. 整全健康活动

健康不单是指身体无疾患，还包括有整全的生活状态、心理状态和社会适应能力。因而，提供服务的机构，应考虑康复者整全健康的需要。以香港新生精神康复会的精神健康综合社区中心为例，其依循"330整全健康模式"提供服务，强调"身、心、灵"是每个人人生命中最重要的三大元素，而且三者紧密相关、互为影响。因而，借助多元化的"身、心、灵整全健康活动"，可有效提升康复者"关注自己、建立自己和掌控自己"的健康与生命的态度和责任意识，让康复者独立自主地面对人生各阶段中不同的需要、际遇和挑战。

以下是一个系列整全健康活动项目。

（1）活动内容：

● "身"系列活动（见表 3 –31）。

表 3 –31　整全健康活动项目——"身"系列活动简表

活动细项	活动目的及内容
运动 DIY	培养康复者对运动的兴趣与习惯，促使其锻炼身体，扩阔社交圈子，内容包括羽毛球、乒乓球、保龄球、篮球、舞蹈、健身操、瑜伽等
太极养生班	舒缓压力、平衡身心、促进新陈代谢，达至强身健体之功效
登山乐	锻炼坚毅力并让康复者投入大自然，呼吸新鲜空气，放松身心
单车同乐日	掌握单车驾驭技术，饱览沿途如画风光，让康复者感到身心舒畅
健康由"身"出发	通过举办各类健康讲座及健体活动，促使康复者关注精神及身体健康知识，其内容包括了解脑退化症、"失眠我有计"、四季节庆营养饮食、药物知识面面观等

● "心"系列活动（见表3–32）。

表3–32　整全健康活动项目——"心"系列活动简表

活动细项	活动目的及内容
表达艺术工作坊	通过不同的艺术创作及手工艺制作，让康复者表达潜在的意识，从而更深入地了解自己
戏如人生	借助不同的电影、短片及小组讨论，鼓励康复者置身他人角色以便其换位思考并进而扩阔自己的思维
正向玩乐体验	开心玩乐体验是每个人都能做到的，基本方法是让其放下成年人的包袱，学习简易行乐
茶聚乐融融	以休闲茶聚方式进行，在这一过程中参加者尝试从不同角度看待事物，一起向更乐观的生活进发

● "社"系列活动（见表3–33）。

表3–33　整全健康活动项目——"社"系列活动简表

活动细项	活动目的及内容
悠游闲乐	与康复者一起游走香港各社区，参与社区所举办的各项活动，扩阔社交圈子
生日会	每季庆祝之康复者的生日，让康复者相互表达祝福与关怀

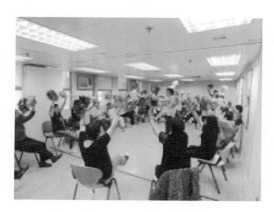

图 3-32　椅子舞

● "灵"系列活动（见表 3-34）。

表 3-34　整全健康活动项目——"灵"系列活动简表

活动细项	活动目的及内容
拥抱心灵	通过阅读、影音、分享、静思细想，为个人的心灵加油，让其放下过往的执着，活在当下
照·心声	利用相机找寻和捕捉能够代表自己的影像，让其成为一个沟通的媒介
生活哲理讲座	通过与来自哲学、文化等界别之人士对话，支持情绪困扰者成为自己的治疗师，疗愈自己受伤的心灵
"义"辨事	利用义工资源回应社会需要并建立义工的个人价值或重建自信、启发人生的目标及意义

续上表

活动细项	活动目的及内容
接触国画	旨在初步介绍国画，培养参与者的艺术气质，陶冶参与者的情操
观鸟乐	借助观鸟过程，观赏自然，舒缓身心

● "智"系列活动（见表3－35）。

表3－35　整全健康活动项目——"智"系列活动简表

活动细项	活动目的及内容
乐聚共厨	● 引发康复者对厨艺之兴趣 ● 鼓励健康饮食
科技新知	● 电脑基础、上网应用 ● 速成/仓颉输入法 ● 视频短片制作
品茶论道	● 冲茶方法及工具使用 ● 茶叶种类及特性 ● 品茶、闲话家常
园艺	● 工具使用 ● 植物认识及栽种 ● 园艺创作

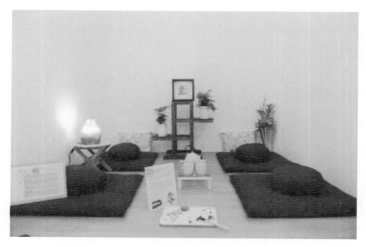

图 3-33　"健心工房"静观和小组活动空间

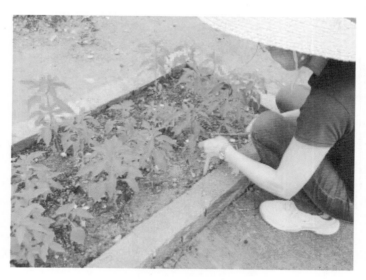

图 3-34　种植活动

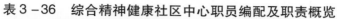

表 3-36　　综合精神健康社区中心职员编配及职责概览

职位	职责
单位主管	● 运作管理及服务发展 ● 人事及行政管理 ● 督导个案工作及职员培训
个案督导	● 督导及支援社工或个案工作员的个案工作 ● 个案管理工作
社会工作员/护士/职业治疗师	● 个案管理工作及危机管理等，定期向中心主任/个案督导报告 ● 评估及配合康复者需要，推行发展性或训练性的小组工作 ● 提供外展服务，全面评估和介入个案的复元计划 ● 统筹职业规划及发展服务（职业治疗师）
精神健康教育主任	● 计划、合作及执行精神健康教育活动 ● 开展和带领有关精神健康之训练及宣传活动 ● 整备有关拨款基金的申请资料及报告
文员	● 策划及统筹单位的维修/保养及采购项目 ● 单位资产登记管理、物资归类及整理、钥匙管理、文件存档管理及财务管理，例如处理零用现金/收费/康复活动及采购的收支账目等会计工作 ● 协助处理文书工作，例如会议记录、统计数据及资料输入等

续上表

职位	职责
活动工作员/活动助理	● 协助同行处理个案工作 ● 协助外展探访工作，定期以电话或家访形式联系被动之康复者 ● 协助撰写活动计划、财政预算、检讨报告，组织活动报名 ● 协助处理各项活动报名及收费事宜 ● 中心清洁及杂务
朋辈工作员	● 个人工作，例如分享个人故事，与其他职员一起探访康复者等 ● 与团队中其他职员共同带领各种复元小组，例如身心健康行动计划小组、迎新活动及服务介绍、社区导航员等 ● 参与培训及公众教育工作，例如职员培训，在公众教育活动中分享个人复元故事 ● 从复元人士的角度提出意见，推动以复元为本的康复服务的发展

3.3.6　精神健康综合社区中心案例（1）

阿辉（化名），现年28岁（收纳个案时25岁），大学毕业，确诊患有精神分裂症。于23岁时因工作压力而病发，一直接受精神科门诊专科治疗至今。

过去一段时间，阿辉一直备受幻听困扰，而他的负性征状（欠缺生活动力）亦较明显。病发后，阿辉因"精神病"污名备受打击，在求职及人际交往方面欠缺自信，故一直失业。而他更担心朋友知悉他患有精神疾病，因而在病发后便断绝了与朋友的联系。

最初接触阿辉之时，他使用中心服务的动机很低，对于自己的未来完全不抱希望。工作员借助个案外展探访，慢慢与阿辉建立起关系，并通过深入的个案辅导，让其认识和了解了自己的生命渴望，从而重新点燃了其对生活的期望。

1. 订立个人复元计划

在与阿辉共同确立人生目标和发展方向之后，通过订立个人复元计划（简称 PCP），协助其拟订了自己的复元和身心健康目标，并通过实际行动及所参与的服务，达至的复元目标。

2. 个人复元计划的内容

（1）如何与声音共存共活。阿辉虽然按时服药，但日常生活仍然备受残余幻听影响。在个案跟进期间，工作员通过面谈，以开放的态度与阿辉共同探讨声音对他的影响及意义，并共同探讨如何有效地与声音共存共活的问题。此外，工作员还鼓励阿辉主动与主治医生、社康护士共同商讨药物治疗的成效，以确定让他获得合适的药物治疗方案。

（2）重视个人优势。发掘阿辉的个人能力，让他发挥所长，提升自信，这是个人复元计划的重要环节。介入在个案初期，虽然阿辉的绝大部分时间都赋闲在家，对参与中心活动及社交活动望而却步，但我们发现阿辉具有极佳的写作能力，便鼓励阿辉为中心撰写通讯文章并进行翻译工作。

在个案辅导中，社工发现，阿辉在成长过程中曾经历过各种挑战，故而通过与阿辉共同发掘过去克服困难的经验，让阿辉逐渐建立起了自信。此外，针对阿辉写作能力强的特点，工作员鼓励其将他过去克服困难的经验，用文字表述出来，以便让其更深刻地回顾自己成长过程中的正面经验。

（3）生活重整与就业——日间训练及中心活动。对于正值盛年的阿辉来说，生涯规划是复元计划中不可或缺的部分。为此，个案社工与中心的职业治疗师开展了紧密的合作。由于阿辉一直对公开就业欠缺信心，所以在复元计划会议上，阿辉决定以参与中心日间训练为起点，进而慢慢建立起较有规律的日间生活模式。

通过参与日间训练，阿辉在人际交往方面重新建立起了信心，很快便担任了日间训练常务会议主席一职。在阿辉与康复者慢慢建立起友谊后，他参与活动的动力得到了进一步的提升。除日间训练外，阿辉还参与了中心男士朋辈支援小组及社区义工共融活动。

此外，阿辉还表示，其参与中心活动的正面经验，对他其他方面的生活也产生了正面影响。从前，阿辉十分担心他的朋友知悉他的康复者身份，但在与中心康复者的交往中，他逐渐学会了如何灵巧地处理透露康复者身份问题。在提升参与社交生活的信心后，他表示期望与旧时的同学重续情谊。

3. 个案专业支援

阿辉的复元历程，并非一帆风顺，其中也曾出现过不少起伏。例如阿辉在尝试求职时因不能面对面试压力而退缩。在个案跟进期间，工作员在中心的个案会议上接受了临床顾问的咨询和督导，从而可以从更多的角度了解个案的进展，并学会了运用不同的治疗技巧及工具协助阿辉成长。临床顾问的意见，不仅给工作员和阿辉带来了启发，而且也令阿辉对自己的复元之路有了更进一步的了解。

4. 个案进展

现在，阿辉在医院担任着全职工作，其对自己现在的工作状况也感满意，并有信心在工作上获得更进一步的发展。此外，除了在工作中认识的新朋友外，他还时常与旧朋友见面，对昔日的友情也格外珍惜。

除个人发展外，阿辉作为中心青年工作小组的骨干组员，在服务机构的任务小组中，与职员及其他康复者一同参与着复元的推广工作。

3.3.7 精神健康综合社区中心案例（2）

阿静（29 岁/女性），于 18 岁时确诊患有思觉失调症，曾多次因情绪不稳入院接受治疗。在离开医院 3 个月时，她曾表示想重返社区工作，但因数月以来不能成功地找到理想的工作，故而渐渐失去了重返社会的动力和信心，作息亦开始出现不规律状态，因而被转介接受职业治疗服务。

1. 评估

经过面谈及工作能力评估，工作员发现阿静有工作动机，但因药物影响，其体力大不如从前，这令她对自己重返社会的信心有所下降。但阿静曾有不少零售工作经验，而且她在人际交往方面技巧不俗，但其情绪和精神状况明显，停药及工作压力问题对她的情绪及精神状况影响很大，以至于制约了其工作的稳定性。

2. 训练过程

（1）日间训练。在工作员的鼓励下，阿静愿意参与日间训练以重整生活习惯并提升体能耐力。因其喜欢美术，故而在其参与日间训练时，因应自己的兴趣及长处，她决定参与设计和制作手工艺贺卡。随着兴趣的提升，阿静的出席率及工作表现均有明显进步。在日间训练中，她所认识的一些志同道合的朋友，都在工作上及重返社会时对其所面对的困难，提供了相应的支持及鼓励。

后来，日间训练康复者更推举阿静担任日训会主席，让其在定期举办的会议上，参与决策并协助搜集和协调康复者意见。

（2）职前小组训练。为提升阿静的求职及面试能力，工作员建议阿静参与求职小组，训练内容被扩展到包括协助其分析求职广告、准备履历表及求职信、做面试前的准备及面试技巧训练。在参与小组后，阿静重返社会的信心迅速得到了提升，同时也掌握了正确应对面试的技巧。

（3）个别辅导及训练。在参与日间训练后，职业治疗师定期与阿静检讨康复进程及表现，这让阿静能随时了解自己的变化。此外，职业治疗师还在定时与阿静探索及检讨处理压力的方法的同时，鼓励阿静选用适合自己而又行之有效的减压技巧来应对自己的困难及压力，从而帮助她建立起了应对未来挑战的有效的减压系统。

（4）就业辅导及配对。为了让阿静选择并考虑自己的目标和方向，职业治疗师还向其介绍了各种职业康复服务及社区资源。在与阿静定期举行的检讨会议上，职业治疗师还因应阿静的康复进度，与其共同订定合理的就业目标及方向。

在阿静最终选择了零售业的辅导就业服务后，职业治疗师将其转介至相应的工作技能训练课程接受辅助就业服务。

（5）就业跟进及支援。在阿静参与辅助就业训练后，职业治疗师仍会跟进一段时间，为她提供所需的就业辅导及支援，以协助其克服困难，适应新的工作环境。

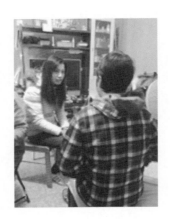

图 3-35　就业跟进及支援

此外，职业治疗师还为其安排了在职互助小组，让阿静及其他在职康复者返回中心，在小组中分享工作的喜怒哀乐，从而帮助她建立起了朋辈间支援关系。

最后，通过家访个案工作员，还可以进一步了解服务使用者的需要。

3.3.8 精神健康综合社区中心案例（3）——跨界别合作推广精神健康及共融计划

1. 计划背景

"尽早识别及预防"与"消除误解与标签"是推行精神健康公众教育的两大主要原则。通过建立不同界别的协作网络，鼓励大众认识并关注精神健康的重要性，建立对精神疾病的正确认知，不但能促使大众接纳康复者，而且还能支持康复者重新融入社群，携手建设和谐共融社区，累积社会资本。

"有你同行乐天计划"——"悦·飞翔计划"，旨在以社会资本理论为基础，通过义工培训、社区支援、"悦·飞翔"学堂及协作网络联结策略，来提高社会公众对整全健康生活的关注，消除大众对精神疾病康复者的负面标签，促进社区共融。

义工团队被命名为"乐天大使"，是希望通过提升义工的正能量，向社区宣扬正向及快乐信息。而"友伴·飞翔——生命导师"是将"乐天大使"进一步提升，通过系统化的培训，提升义工技能，以有效支援社区中有需要之人士及家庭。

2. 理论基础——社会资本理论

社会资本包括社会的制度、关系和标准，而社会的互动质量及频率就是凭据这些制度、关系和标准而形成的。社会资本包括社会规范（个人态度及社会价值观）、网络和制度。发展社会资本，体现于发展"认知""关系"和"结构"三个层面，它融合了"角色转化"和"社会互信"等心理学及社会学概念。从横向角度来看，它是在不同背景的群体之间搭桥铺路。而从纵向角度来看，则是指通过协作将跨界别和不同权力阶层的人士联结成伙伴关系。就其成效而言，社会资本包括社会网络、信任和团结、互助和互惠、社会凝聚和包容、社会参与及信息和沟通6大范畴。而通过这6大方面的建设，可有效提升社区能力并促进社区融合，这是社会资本理论的基本内涵。

通过建立跨界别协作网络增进社会互信，是提升社会资本的关键步骤。其途径是，通过联系不同权力阶层的伙伴团体，建立"官、商、民、医、校"的跨界别协作网络，建立精神健康推广联席会议制度并定期举行会议讨论精神健康推广策略，以共同推动精神健康。联席会议成员包括政府部门、医疗团体、地区议员、教育机构、居民组织及义工代表。其目的是建立稳固而有效的社会资本体系，并以此为桥梁，加强跨界别伙伴关系的建设和协作，提升社区人士对康复者的认识和接纳水平，增进互信。

3. 工作方法——通过角色转化使义工训练系统化

在大众心目中，精神疾病患者一直被视为受助者。为转变这一认识，本计划拟借助不同层次的系统化培训，将作为"乐天大使"的义工，转化为"友伴·飞翔"生命导师，以支援天水围区内有需要人士的精神健康。另外，借助"乐天大使——友伴·飞翔"生命导师的知识和经验，推动"悦·飞翔学堂"等活动，让"乐天大使"——生命导师累积经验，从而在社区内持续推行精神健康工作，进而成为社区精神健康工作的"一线支援者"。

4. 目标

（1）于社区推行积极正向的生活态度，增强乐观精神与抗逆力，促进社区居民的身心健康。

（2）提升对精神健康问题的认识及了解，亲身接触与体会康复者的经历，增进对康复者的接纳和理解。

（3）通过建构桥梁性社会资本体系，达致社区共融，并缔造伤健人士相互关爱和接纳的社区。

5. 活动内容（见表 3 -37）。

表 3 -37　精神健康及共融计划推广内容

主题	节数	内容
精神健康讲座	一节	● 对精神疾病的误解与迷思 ● 康复者复元故事分享
正向心理学工作坊	三至四节	● 以正向心理学的理念探讨快乐、感恩及希望课题 ● 培养正向思维，强化面对逆境的能力
社区共融活动	一节	● 借助多元化的艺术共融活动，如戏剧、舞蹈、音乐，为社区人士提供接触康复者的机会，从而减少误解与歧视

表 3 -38　"悦·飞翔计划"义工培训内容

主题	节数	内容
1. "乐天大使"基础培训	两节（共 4 小时）	● 义工互相认识 ● 义工精神及守则 ● 认识社会资本理论
		● 精神疾病知识简介（抑郁症及精神分裂症） ● 学习保持精神健康的方法 ● 模拟家访技巧训练

续上表

主题	节数	内容
2. 生命导师义工培训	4节 （共8小时）	● 简介生命导师角色 ● 了解社区资源 ● 了解精神疾病的定义及病状 ● 辨识自杀危机信号及风险评估
		● 了解精神健康综合社区中心（ICCMW）的服务 ● 复元的定义和应用 ● 与康复者沟通与同理心技巧
		● 身心健康行动计划（WRAP）简介 ● 简介5大核心概念与WRAP的关系 ● 了解认识身心健康工具箱及普遍使用的工具 ● 意象松弛法
		● 认识辅导的理论框架——事实、体验、需要 ● 进阶同理心回应技巧 （回应体验：建立辅导同盟； 回应事实：肯定案主强项并发掘需要） ● 同理心回应练习 ● 课程回顾及颁发证书

续上表

主题	节数	内容
3. 第一单元 身心健康行动计划	四节 （共8小时）	● 简介"身心健康行动计划"的来源及组成部分 ● 介绍身心健康工具箱 ● 介绍5大核心概念——希望、个人责任、支援、维护自己的想法和权利、自尊感 ● 介绍日常健康计划及组成部分 ● 简介触发性危机事件、行动计划及其重要性 ● 简介初期警示信号及行动计划
第三阶段 第二单元 聆听及辅导技巧	四节 （共8小时）	● 了解辅导的理论框架——事实、体验、需要 ● 了解同理心回应技巧 ● 回应案主情绪及需要 ● 强化对自己行为动机及目的的了解 ● 通过分享复元经历，讲述重塑生命的故事
第三单元 活动策划及带领	四节 （共8小时）	● 认识活动策划的基本元素 ● 程序设计的准备、执行及检讨 ● 人员配备及角色分工 ● 司仪演说及游戏带领技巧

续上表

主题	节数	内容
4. 第四单元 精神困扰与 危机处理	四节 （共8 小时）	● 了解常见的精神疾病，包括抑郁症、焦虑症、药物滥用及重性精神疾病等 ● 辨识精神问题及危机出现时的表征，并在合适的情况下介入 ● 掌握在问题进一步恶化前，对当事人提供适当支援的技巧 ● 了解社区资源，协助当事人寻求专业治疗及运用合适的资源

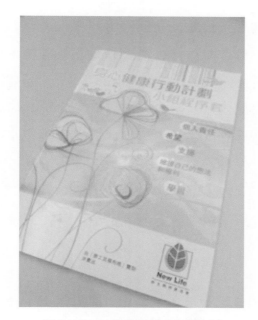

图 3-36　身心健康行动计划

3.3.9 精神健康综合社区中心小组案例（4）："希望在你手"——希望为本治疗性小组

1. 理论基础

"希望在你手"是以正向心理学（Positive Psychology）和希望（Hope）认知理论为基础而建立起来的心理治疗小组。正向心理学以个人品格的长处、正面情绪的功能、正面的社会环境及机制为认识论基础，主要研究个人的优点与长处，发掘和培养个人天赋，从而通过增进人们对自己的认知、情感和行为的理解，以最终获得生活的意义。另外，在正向心理学中，"希望"是一种感情、行为或认知元素，它被定义为目标导向的正向思维，包括目标思维、动力思维、方法思维三个部分。近年来的研究发现，"希望感"愈高的人，其心理弹性和韧性愈强。因此，"希望"与正面情绪具有正相关关系。"希望在你手"心理治疗小组正是基于这一理论而构建起来的。

2. 小组目标

（1）提升参加者对"希望"的认知从而增进他们的正向面思维能力、正面情绪及幸福感。

（2）促使参加者分享自己，期望组员发挥互助力量，以达至共同成长之目的。

3. 小组内容（见表 3 –39）

表 3 –39　"希望在你手"心理治疗小组活动内容

节数	第一节
时间	1.5 小时
主题	小组及自我介绍、"希望"概念介绍
内容	小组活动主要建立小组目标和规范，让组员互相认识，包括： ● 工作员做自我介绍，让组员互相认识 ● 工作员与组员说明小组目标、内容及形式 ● 与组员共同订立小组期望和守则 ● 介绍"希望型思维模式"包含的三大元素——目标、方法、意志力（GPA） ● 介绍和协助组员完成活动工作纸——"目标评估工作纸"并进行分享
物资	"目标评估工作纸"、颜色笔、A4 纸
备注	如组员不能于小组活动时间内完成"目标评估工作纸"，可作为家课内容

续上表

节数	第二节
时间	1.5 小时
主题	订立个人希望及目标
内容	小组活动主要让组员了解"希望型思维模式"，同时增强小组凝聚力，包括： ● 重温和分享上节小组内容 ● 分享"目标评估工作纸"家课 ● 以 3 个日常生活个案为例，让组员应用"希望型思维模式" ● 家课说明——"希望的故事——海伦·凯勒"，组员需思考海伦·凯勒是如何订立个人希望和目标又如何实践和解决困难的
物资	"希望的故事——海伦·凯勒"、颜色笔、A4 纸
备注	注意组员分享时间的安排

第三章

续上表

节数	第三节
时间	1.5 小时
主题	解决困难的技巧
内容	小组活动主要是巩固组员对"希望型思维模式"的认识，增强组员解决问题的技巧和能力，使小组发挥互助作用，包括： ● 重温和分享上节内容 ● 分享家课"希望的故事——海伦·凯勒"，工作员说明海伦·凯勒是如何实践"希望型思维模式"的 ● 工作员引导组员思考解决问题的方法，然后播放影片"无腿舞动生命奇迹——何欣茹"，说明片中主角是如何寻找方法去面对生命中的困境的 ● 工作员介绍"解决问题五指山"，引导组员思考解决问题的步骤和技巧 ● 派发"解决问题工作纸"，以日常家庭生活的困难作为家课的例子，如出门后忘记带钥匙
物资	影片"无腿舞动生命奇迹——何欣茹""解决问题工作纸"、颜色笔、A4 纸
备注	工作员可将组员分为几个小组展开讨论

续上表

节数	第四节
时间	1.5 小时
主题	如何成为一个拥有高超解难能力的人
内容	小组活动主要应用和实践解决问题的方法，同时强化组员之间的沟通，以增强凝聚力，包括： ● 重温和分享上节内容 ● 分享家课"解决问题工作纸" ● 播放"令人敬佩的无臂女人——任吉美""无四肢的力克""力克的日常生活"，分组讨论两人的希望故事及解决问题的方法和意志 ● 派发家庭作业，让组员分析个案中的情景和解决问题方法的利弊
物资	影片"令人敬佩的无臂女人——任吉美""无四肢的力克""力克的日常生活"家庭作业、颜色笔、A4 纸
备注	注意影片播放和分享的时间，如时间过长，可播放重点片段

续上表

节数	第五节
时间	1.5 小时
主题	毅力——正面的自我对话
内容	重点是拓宽组员的思维，鼓励正向思维，营造积极的小组气氛，包括： ● 重温和分享上节内容 ● 分享家课家庭作业 ● 工作员分享"希望故事——消极的逃兵"，工作员引出正向思维模式，讲解自我鼓励的重要性 ● 工作员与组员讨论提升意志力的方法，例如健康、运动和休息 ● 派发"正向思维家课纸"
物资	文章"希望故事——消极的逃兵""正向思维家课纸"、颜色笔、A4 纸
备注	工作员营造正面积极气氛

续上表

节数	第六节
时间	1.5 小时
主题	巩固重温、总结及检讨
内容	主要巩固小组成效，制造愉快和轻松气氛，包括： ● 重温和分享上节内容 ● 分享家课"正向思维家课纸" ● 工作员回顾 6 节小组内容，以巩固组员的学习 ● 举行零餐会，让组员于愉快的环境中分享对小组的心声，工作员可提供心意卡让组员填写 ● 颁发毕业证书和大合影
物资	笔记、毕业证书、心意卡、颜色笔、A4 纸、小零食、相机
备注	工作员于愉快和轻松的气氛中处理组员的离别情绪

4. 小组发展阶段和经验分享

（1）小组初期：通过探索和认识，共同建立小组目标。小组初期的目标之一，是了解和澄清组员对小组的期望。小组组员互不认识，大家参加小组的目的也不尽相同。通过小组讨论，工作员让组员表达及协调小组的期望，同时提出 6 节小组活动的大纲。此外，工作员还需与组员一同建立小组守则，以期建立互相信任、互相尊重和互相帮助的小组气氛，同时可运用简单的"破冰游戏"令组员互相认识，以增进组员的安全感，减少组员的焦虑感。

评估组员的能力和行为的另一目标是，让组员认识"希望型思维模式"，提升组员自身的正面情绪。工作员可运用组员所提出的期望（例如某些组员期望"让自己变得轻松和快乐"），令组员反思运用什么方法可以达成这一期望。接着，工作员可利用生活化的图片来介绍"希望思维三部曲"。工作员在解释其理论的同时，得让组员理解，"希望"必须从建立生活目标开始。接下来利用"目标评估工作表"来探讨和了解组员过往自行订立目标的经验。如组员不能即时分享，则可让组员把工作纸当作家课。每一节小组后均有家课作为体验活动，其将于下一节小组被分享。

（2）小组中期：

● 增加组员互动，分享彼此对事物的看法、信念及价值观。工作员先以短片"无腿舞动生命奇迹"分享真人真事，让组员讨论一位无腿女士是如何为自己定下人生目标并冲破无腿的障碍去达成目标的。在讨论中，工作员可引导组员提出一些处理困难和压力的技巧，最后以生活例子介绍"解决问题五指山"，即以五指代表问题、评估、选择解决的方法、实行及检讨，

以让组员了解解决问题的步骤和方法，增进他
们的希望感。

● 激发组员的互助精神。小组的一个重要功能是
让组员与组员可以产生互动，从而在互相帮助
的同时于相互之间产生正面的影响。在此阶
段，工作员应让组员发挥互助精神去解决一些
共同面对的困难，让其产生"同舟共济"的感
觉，这无疑有助于增强小组的凝聚力。在这一
过程中，工作员可鼓励组员表达和分享并让他
们共同解决难题。这样做，一方面可让工作员
了解他们的需要和想法；另一方面，可提升组
员的参与度并增强小组的凝聚力。

● 增进组员学习动机。工作员需要按照不同组员
的需要来设计活动并针对服务对象的问题和需
要提供介入服务。如果参加者对文字或理论较
难理解，工作员便可多用富有鼓动性的故事及
短片，做到深入浅出，如此便可有效地提升他
们的学习兴趣。

（3）小组终结期：

● 评估小组目标的达成度，总结及巩固小组学习
成果。巩固组员所学的正向思维方式和技巧，
例如重温"希望型思维模式"三部曲、"解决

第三章

问题五指山""正面自我鼓励",让组员想出一些自我鼓励的语句作为座右铭。此时工作员可鼓励组员将"金句"写于卡纸上作为勉励。在令组员回顾 6 节小组内容之后,工作员可以强调组员的期望可从已学习的成果中体现,从而鼓励组员在实践中巩固学习成果并增强成功感。

● 营造小组终结气氛。工作员应注重制造完结气氛,协助已认识的组员强化互助关系。工作员可回顾组员的成长并获取回馈。一些象征终结的活动,例如拍照和茶点,都是合宜的。

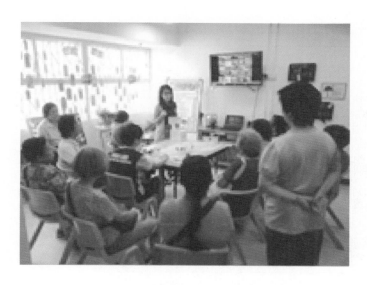

图 3-37　工作员在中心举办治疗小组活动

（4）小组成效：根据以往的经验，治疗小组开始前和终结后的面谈及评估，可以有效地减轻参加者的抑郁和焦虑情绪，参加者的希望感也有望得到提升，他们的抗压能力也有可能增强。此外，康复者能在小组中交流近况，并可通过相互支持建立朋辈支援网络，以提升组员间的凝聚力。

（5）总结：总括而言，"希望在你手"希望为本的心理治疗小组，能运用正向心理学和希望理论，协助参加者理解学习正向思维并提升希望感，增强他们解决困难的技巧和抗逆能力。长远而言，这有助于提升康复者的精神健康。

第四章

社区倡导及公众教育

在康复者稳定地投入社会，过独立自主的复元生活的同时，他对自身的兴趣、能力与需要便会有进一步的理解，对社会上与自己息息相关的议题也会更感关心。为使整体社会服务更切合他们的需要，让自己以至其他康复者能过上整全的生活，部分康复者更会选择加入社会倡导工作的行列，参与或建立自助组织，与同路人一起于复元路上相互提供支援。与此同时，由于康复者家属通过参与康复者的复元过程而对精神疾病患者及精神健康问题的认识有所提升，亦会选择组织家属支援团体，从而将自助系统转化为互助系统。

除了康复者及其家属的参与外，要想促进康复者复元并投入社会，还需要社会大众的支持及接纳。然而，社会上仍然有不少人对精神疾病康复者存在误解及歧视，进而使他们在投入社区时面对重重困难。故此，香港政府、康复服务机构、学校以至康复者及其家属自助组织、互助组织均需积极推动精神健康公众教育工作，以便让社会大众对精神健康问题有正面的理解，从而在消除歧视的前提下，接纳康复者重返社会。

本章将重点介绍有关精神康复问题社区倡导工作的内容及实例。

香港精神健康
自助运动发展概况

　　1992 年，由香港浸会爱群社会服务处的一群家属成立的"香港精神健康家属协会"，注册成为社团，这在后来被视为家属小组的起点。而"恒康互助社"则是香港首个由精神疾病康复者组织的自助组织。其起因是一间活动中心被关闭而使得其创会成员开始关注政府的相关政策和康复者处境等问题。认为"没有人可以代表我们（康复者）"，原本就是该组织创设的原始动机。随后成立的"关注精神病康复者权益小组"，在争取保留中心会址行动失败后，组成了"恒康互助社"，并于 1996 年 4 月注册成为社团。

　　"恒康互助社"及"香港精神健康家属协会"于 1996—2000 年间，曾屡次写信给香港医院管理局（以下称"医管局"），反映社区支援服务的有关情况，此外，他们还利用出席"医管局"与"社福界"联络会议之机表达意见，并通过"病人互助组织联盟"来反映其对精神疾患医疗服务的需要。一些媒体专访与报道也让社会人士更真实地认识了康复者与精神疾病。这个时期，康复者的声音首次有组织地在香港社会被表达出来。

　　另外，新生精神康复会是专门致力于推动康复者自助运动的一个精神康复服务专业机构。该机构着力促进康复者于 1997 年组成了"康和互助社联会"，并注册成社团。自成立以来一直积极参与互助活动和权利倡导工作，并与"医管局"及社会福利署建立了沟通渠道，在地区事务及政策方面表达意见。

　　1998 年，针对香港社区支援服务不足和政策不完善等问题，非政府机构（如新生精神康复会、香港心理卫生会等）与自助组织采取联合行动，促使政府加强了续顾服务并开始重新检视既有的精神健康服务政策。鉴于康复者的诉求日益受到重视，而且康复者希望参与政策制订过程的形势，香港社会服务联会于 1998 年举办了非政府的"康复者大型聚焦小组"，让康复者就医疗、社区支援、就业等相关问题畅所欲言，表达意见。鉴于康复者在该聚焦小组所表达的诉求，非政府机构希望对相关问题展开进一步反思并期望有所行动，故而在与康复者讨论之后，在 1999 年成立了全港性的康复者联盟——"香港精神康复者联盟"（以下称"家盟"）。

　　在李诚教授及赵雨龙教授的推动下，"香港家连家精神健康倡导协会"也于 2002 年成立。"家连家"以美国全国性康复者家属组织——全国精神疾病联盟（National Alliance on Mental Illness）的课程为蓝本，制作并开设了一系列家属课程，内容涉及精神疾病医疗知识介绍、与康复者沟通的方法、自我照顾与倡导等。借助该课程，"香港家连家精神健康倡导协会"凝聚了一批家属，以期促进家属互助、充权和政策倡导活动。

成立于 2006 年的"推动香港精神健康政策联席"，由香港康复者及家属自助组织组成，其目的是关注康复者及家属的权益和相关政策，采取联合行动来向社会及政府反映意见，以期推动政府订立和施行长远的精神健康政策。

受医疗体制的制约，香港康复者及家属普遍较依赖社会服务和专业人士的帮助，但由于歧视和污名现象的存在，自助组织在招募成员、发展自助运动及推动倡导工作上均难免遇到困难。事实上，组织的成员主要是非政府机构的康复者，他们比较习惯以接受服务的心态来参与自助组织，较难反思如何以医疗及服务之外的方式来实施自助，亦较少对医疗及社区支援服务进行较深入的分析并提出改善建议。其所倡导的议题，主要集中在增加服务资源方面，而较少涉及体制机制创新方面及以更有效的方案来改善现状的议题方面。对于康复者身份的论述，则聚焦于提高公众认识及改善公众的接纳心理等方面，明显缺乏残疾人权利意识。整体来说，香港的康复者及家属组织较倾向从"服务为本""治病为本"的角度来看待精神健康问题，较少有"权利为本"的立场及主张。

康复者及家属自助组织的目标，如促进会员间的相互支持，并主要集中在以社区教育活动来对抗社会污名上。自 1996 年首个注册的康复者自助组织成立以来，陆续有康复者和家属通过与社区人士的接触，或者借助电视、电台、报章杂志等媒介来分享亲历经验，表达对社会政策与污名的看法。另外，康复者和家属自助组织与政府部门，如医院管理局和社会福利署建立的沟通渠道，也有助于讨论并反映服务的最新发展及需要改善的地方。鉴于康复者和家属通常为社会所忽视，而且还受到一定程度歧视和污名的影响，因而自助组织通常必须担当起促进成员充权并倡导改善现状的职责，其目的是为促进服务发展和权利平等做出自己应有的贡献。

现时，由康复者或家属组成的自助组织，一般由该组织的成员投票选举而组成工作小组或委员会，自行安排活动或组成支援小组，而服务机构则担当顾问角色、承担外援任务。各自助组织的服务理念、模式、内容亦会因为参与小组的成员的不同需要而有明显差异。以下章节将对两个自助组织——康和互助社联会及"家盟"的实践经验加以总结，以供参考之用。

香港精神疾病康复者自助组织的实践——以康和互助社联会为例

4.2.1　背景

"康和互助社联会"（以下简称"康和"）是由新生精神康复会（以下简称"新生会"）的康复者所组成的自助组织，于 1997 年成立并于 1998 年 11 月 21 日根据社团条例在香港警务处牌照课社团事务处注册为社团。"康和"成立的原因，是当年香港尚未成立平等机会委员会，有感于康复者在社会上仍面对的种种歧视，加上传媒报道的偏差，让精神疾病康复者难于融入社会。当时一班志同道合的康复者集结在一起，希望通过团结起来集体发声，向政府及社会大众表达康复者的诉求，以期帮助康复者维护自身的权益并承担社会责任。随着"康和"的不断发展，在社会各界人士的鼎力支持下，"康和"于 2002 年 12 月 28 日根据税务条例获税务局认定为非牟利慈善团体，并于 2003 年获得社会福利署拨款资助以聘请职员协助会务发展。2004 年 10 月，"康和"

正式成为香港社会服务联会的机构会员。

4.2.2 服务理念

"康和"深信，精神疾病康复者在衣、食、住、行、工作及感情生活上，有着与一般人一样的需要。因此，"康和"需要据此为康复者代言。对外，"康和"希望政府可以制定一套全面的精神健康政策，内容涵括住宿、就业、社区服务和教育等。在"康和"看来，现时香港的精神健康服务可分为：

（1）医院管理局管理的与医疗和住院有关的社区康复服务。

（2）由社会福利署所提供的社会、住宿及职业方面的社区复康服务。

（3）由卫生署负责的公众教育等预防性工作。

（4）其他社会福利机构为康复者及其家属提供的康复和支援服务及有关精神健康的大众教育工作。

虽然整体上分工如此，但整体欠缺明确的发展方向及各部门之间的协调。所以"康和"希望作为康复者的代表，促使政府尽快改善这种割裂式服务并全面检讨与精神健康相关的政策，使康复者的诉求渗透到决策层面，进而统筹和协调资源及服务。

4.2.3　服务模式

集结一班志同道合的康复者，在他们的主导下，自主地发挥康复者的互助精神，以促进他们个人康复、权益和生活质量的改善，积极参与与康复者利益相关的事务并为他们代言。

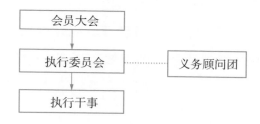

图 4 – 1　"康和"的组织架构

备注：义务顾问团由新生精神康复会社工组成，主要担当促进者角色，与"康和"执委共商"康和"的发展问题并提供专业意见。

4.2.4　服务内容

为了让更多的社会公众接纳精神疾病康复者，让康复者了解自己的权益并为自己代言，"康和"确立了以下四大重点服务发展内容：

1. 发展及训练会员，提升会员执行会务的能力

通过招募会员成立各专项工作小组（例如推广工作小组），强化本会组织和架构以促进本会的持续运作和发展。

2. 倡导互助及自助精神

通过成立互助小组，定期举办联谊、探访、康乐活动（例如关怀探访组），发挥康复者自助互助及关怀精神，为有需要的康复者提供适当的支援服务。

3. 向社区人士推广精神健康及社会共融信息

通过举办精神及公众健康教育讲座，推广"精神疾病患者/康复者约章"，组织公众活动和有关的集会，主张他们的权益。

4. 促使会员关注与自身精神健康相关的政策

通过定期的"同路人"分享小组及精神健康政策研讨，讨论与康复者有关的社会事务信息。同时让组员搜集有关的时事新闻，制作成咨询文件，递交给政府相关部门以反映康复者的现状和诉求。

4.3 香港精神疾病康复者家属自助组织的实践——以精神疾病康复者家属联盟为例

4.3.1 背景

以往为康复者家属提供的服务，都是由服务机构属下的服务单位各自零星地进行的，缺乏有组织的长远发展目标。有鉴于此，自2003年开始，新生精神康复会锐意创新康复者之家属工作，希望借助提供有组织的支援和帮助，舒缓家属在照顾康复者时所面对的沉重的身心压力。家属自助组织——"家盟"，即精神病康复者家属自助联盟就此成立。

"家盟"成立之初的发展目标有三：

（1）凝聚家属力量，提升充权意识，成立一个纯由康复者家属组成的自助组织——"家盟"。

（2）通过"家盟"建立家属支援网络，倡导互助精神。

（3）提供康复信息与训练，加强家属对精神疾病及精神健康问题的认识，强化其照顾者功能。

推行至今，"家盟"已经走过了酝酿成立、巩固及持续发展三个时期。

（1）酝酿成立期——借助为家属举行的"精神健康教育课程"，发掘在中途宿舍内有兴趣参与自助组织的家属成立筹委会，筹划成立家属自助组织——"家盟"，并为"家盟"于 2004 年注册成为正式自助组织，举行了第一届会员大会，选举产生了负责会务的执委会成员。

（2）巩固发展期——强化"家盟"在康复者家属中的认受度，扩大会员人数；培训能独立推展"家盟"活动的执委；建立支援网络，提升互助精神；增进家属对精神康复问题的认识并强化对个人精神健康问题的重视。

（3）持续发展期——除继续承接以往之活动外，更强调执委会的领袖培训、社区参与和对外交流等工作，让执委会更能独立履行职务并发展会务。

4.3.2　服务理念

"家盟"的成立及发展，应用了"充权""自助""社区感"及"家庭心理教育模式"等理论。利用互动互助的实际环境，学习精神康复的知识并掌握处理问题的技巧，有助于精神疾病康复者家属强化个人充权意识，建立更正面的自我观念，强化其照顾者功能且更能促进康复者的复元。

4.3.3　服务模式

"家盟"采取会员制，即凡新生精神康复会属下单位的康复者之家属，只要愿意遵守"家盟"会章，均可参入。"家盟"以会员大会为最高权力机构，大会闭幕后以执行委员会（以下简称"执委会"）为执行机构。"执委会"之代表需由会员大会选出，选举办法采用先提名后选举的方式。大会每两年进行一次选举，选出最少9人组成"执委会"，协助推行会务。参选人须为"家盟"会员。"执委会"两年一届，任期不限，但每届须重新推荐及提名。主席可以连任一次，但任期不能连续超过两届。执委纯属义务工作，其不能获得薪酬或受雇于"家盟"的任何受薪职位。"家盟"附属于新生精神康复会，由"新生会"职员承担顾问团工作，其主要职能是充任促进者角色，与"家盟"执委共商"家盟"的发展事务并提供专业意见。

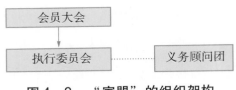

图 4 - 2   "家盟"的组织架构

4.3.4　服务内容

"家盟"的具体工作内容是以自助组织的发展为目的而设计的，主要包括：

1. 巩固及发展"家盟"组织

通过推广会务活动招募新会员，并通过举办领袖培训、团队训练、出版通讯、会员周年大会及自助组织交流等活动，增进新旧会员对"家盟"的归属感，提升执委的领袖能力。

2. 建立支援网络，增强互助精神

定期举办"家盟天地"会员聚会，推行义工训练及服务，设立家属间互相支持的"关怀热线"，举办多元化的社交康乐兴趣活动，借以发挥家属的潜能，增强互助支援的力量。

3. 加强家属对精神疾病症及康复信息的认知

举办精神健康教育课程及工作坊，加强家属对精神病及精神健康知识的学习，改善家属与康复者的沟通和关系。

4. 倡导社区参与，共同消除歧视

借助参与社区教育活动、接受传媒访问、开展对外交流等，发挥公众教育的影响力。设立政策关注小组，探讨并搜集家属对与康复者及照顾者相关的社会事务及政策的建议并反映给政府相关部门。

4.4 朋辈支援工作

4.4.1 背景

自从 William Anthony 于 1993 年提出以复元作为精神康复服务的理念后，诸多专业人士和康复服务倡议者更进一步倡议，将"复元"和"服务使用者充权"理念确立为精神康复服务机构的主导性原则。随后，各精神康复服务机构便通过开展复元运动以推行"自主自决"和"充权"理念。其中"使用者作为提供者"的意思是指，被聘用的职位中应有一项聘用条件订明给现时或曾经是精神疾病康复者，而朋辈支援工作员便是其中一个例子。朋辈支援工作员在香港精神健康服务中的发展年

限较短，现正在逐步增长中。但在滥药、艾滋病、中央神经受损、劳工等领域，在治疗团队成员中聘用朋辈支援工作员已经成为惯例。

自 2011 年起，香港明爱社会工作服务部（以下简称"香港明爱"）启动了一项名为"友爱暖流同路人"的支援计划，其中提供的一系列培训，让修毕课程的学员，可以担任朋辈支援干事。他们通过"暖流热线"，以电话方式慰问康复者，并举办"同心同行"互助小组，为服务使用者提供所需支援。

随后，香港心理卫生会与新生精神康复会、浸信会爱群社会服务处、"香港明爱"向思健基金成功申请资助，联合举办了"思健朋辈支援计划"。首批培训的学生于 2013 年 4 月毕业后，分别投身于 4 间机构从事半职或全职工作。此外还有一些非政府机构也引入了朋辈支援服务。与此同时，一些精神科门诊和医院也在近年间相继聘用了朋辈支援工作员。

4.4.2　服务理念

朋辈支援被视为更能与康复者建立正面治疗关系、灌输希望及展现同理心的社会工作方法。朋辈支援工作员在经过训练之后受聘于精神康复服务机构，并以"过来人"

的身份，与康复者分享个人经历和宝贵经验，借以支持和鼓励其复元。此外，通过确认精神疾病康复者的助人潜力，亦开拓了他们以"同路人"身份而就业的机会。

4.4.3　服务模式

如想有效地实践朋辈支援服务，则必须经过多方面的准备和介入工作，这些预备员介入工作涉及个人、服务单位及机构三个层面，而这三个层面的准备工作是相辅相成、缺一不可的（见图4-3）。其中个人层面的准备主要是培训，例如提供知识课程及实习，目的是让朋辈支援工作员具备相关的概念、心态和技巧，以便面对将来的工作。而在服务单位方面，则包括安排服务单位职员参与相关培训工作、提供朋辈工作员实习、制造平台让职员讨论等。同时，就朋辈工作员在服务单位的工

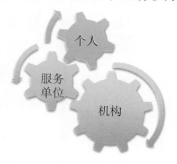

图4-3　朋辈支援服务的实践层面

作内容、角色及关注点，向康复者朋辈工作员提出建议。机构层面则包括提供平台让不同部门——人力资源管理、服务单位、高级管理层，讨论朋辈支援工作员的工作职责及如何为他们提供持续的支援和指导等问题。

4.4.4　服务内容

朋辈支援工作员的工作包括个人工作——通过分享独特的个人复元故事/经验、支援康复者接触新工作场景和地区资源，支持康复者实现复元目标，与社工/其他专业员工一起策划、评估、带领及检讨各种复元小组的活动（例如身心健康行动计划小组——WRAP 和迎新活动及服务介绍）、参与培训及公众教育工作，加强公众人士及精神康复服务同行的正面认识，并从复元人士的角度对服务提出意见。总括而言，朋辈支援工作员的角色和职能很广泛，而且在不同种类的服务中会有不同的体现，例如在中途宿舍提供服务的朋辈支援工作员，便有较多的工作是通过分享个人经验以支援康复者。而在精神健康综合社区中心则会较多地举办复元小组及公众教育活动。

4.4.5　服务成效

　　国外的研究（Grant et al. 2010）显示，朋辈支援工作能更有效地与康复者建立关系。尤其是在接受服务的初期阶段，朋辈支援工作可以减少康复者的住院时间，并能提升他们的希望感、自主生活的能力感及生活满意度（例如在家庭生活及社交方面）。

　　在 2015 年的施政报告中，香港政府表示，将在严重精神疾病患者个案管理计划中引进朋辈支援概念。而社会福利署则会探讨推行先导计划，以期让受过训的康复者作为朋辈支援工作员，为其他康复者提供支援及鼓励服务。

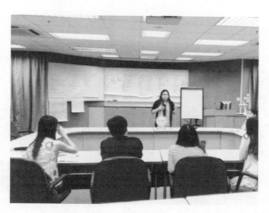

图 4 - 4　新生精神康复会的朋辈支援工作员在香港中文大学
带领"身心健康行动计划"工作坊

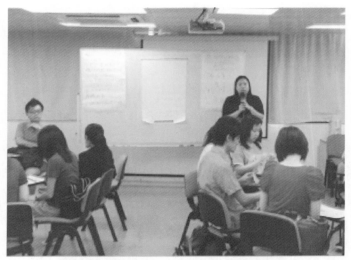

图 4 -5　新生精神康复会的朋辈支援工作员带领专业同工
"身心健康行动计划"工作坊

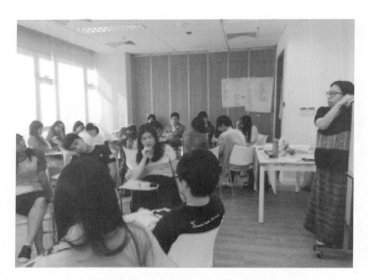

图 4 -6　新生精神康复会的朋辈支援工作员在香港中文大学
带领 30 人的"身心健康行动计划"工作坊

公众教育

　　香港康复服务在公众教育方面的政策目标是，推行全面的公众教育计划，让社会大众认识残疾人士的权利、需要和贡献。这些计划旨在通过鼓励接触和互相了解，转变人们对残疾人士的态度，以达至全面参与和机会平等两个主要康复政策目标。

　　自 1985 年开始，香港政府便将精神健康公众教育列为了主要的宣传内容。此项政策初期的主要目的是，通过加强与精神健康及精神疾病有关的公众教育，增进社会大众对精神疾病和精神疾病康复者的了解，并使政府已规划的康复服务得以在社区顺利推行，尤其是在私人屋苑及公共屋邨设置服务精神疾病康复者的设施——精神疾病康复者展能中心。

　　其后，香港政府在 1995 年发表的《康复政策及服务白皮书——平等齐参与，展能创新天》中，确立了发展精神健康公众教育的目标，并于翌年提升了康复咨询委员会属下之康复服务公众教育小组委员会的权能，让其负责制订每年的整体公众教育活动计划。自此，公众教育活动的主题开始融入残疾人的权利、需要和贡献等内容，其目的是推动公众改变态度，促进精神疾病康复者全面增强参与及平等融入社会的机会。

自 1996 年起，康复服务公众教育小组委员会开始负责协调和监察各部门每年举办的精神健康公众教育活动，活动内容包括筹办伤健综合会演及为响应世界心理卫生联盟发起的"世界精神健康日"而举办的"精神健康月"活动，发布精神健康指数调查，联合各非政府机构和社会福利署出版及派发小册子、单张及海报，在各区举办讲座、研讨会和展览会，在电视及电台播放特别节目、宣传短片/录音带，在报章刊登特刊，举办地区活动，宣传帮助精神病康复者融入社会的重要性，鼓励他们使用各种康复服务。

康复服务公众教育小组委员会还于 2002 年委托香港中文大学完成了一项跟踪调查。将其与 1994 年进行的基准调查比较后的结果显示，公众人士对残疾人的歧视态度已有正面的改变，但对康复者的接纳程度则未见明显改变。调查结果亦显示，公众对《残疾人歧视条例》的认知程度不足，只有约 6 成的被访者知道该条例的存在。而政府在社区兴建精神康复服务设施时偶会遇到居民反对，这些人士对康复者仍存有误解和不接纳的态度。这些都反映了公众教育对促进精神疾病康复者融入社区生活的重要性。

　　为改善这一状况，政府在中小学学科课程中加入了精神健康教育内容，以期使学生了解精神健康对社会、心理及生理的影响，从而学习管理自己的情绪。当局又增拨资源予医院管理局开展"儿童及青少年精神健康社区支援计划"，以期通过学校及社区青年中心向青少年及其家长推广精神健康教育。而卫生署亦把精神健康纳入公共卫生教育计划内。政府还在香港尤其是在拟兴建精神疾病康复设施的地区，同时推行公众教育活动，以期获得更多社区人士对在社区推行精神疾病康复计划工作的支持。

　　为推广联合国《残疾人权利公约》的精神及核心价值，劳工及福利局自 2010 年开始大幅增加相关公众教育活动拨款，并通过精神健康综合社区中心、非政府机构和公营机构举办了多项公众教育活动，以期提高公众对精神健康问题的认识，同时倡导社会对精神疾病康复者提供支援。当局联合多个非政府机构、公共机构和有关政府部门，通过举办"精神健康月"公众教育活动，携手向公众推广精神健康方面知识，目的是促进精神疾病康复者融入社会。为进一步促使公众关注精神健康问题，当局除了每年订立不同的公众教育主题外，还开展调查工作以了解受访者的精神健康质量，协助制订公众教育策略。而通过发布精神健康调查指数，亦可唤起社会大众对个人及社区精神健康问题的关注。

表 4-1　历年"精神健康月"的活动主题

年份	主题
1995	精神健康齐关注　消除隔膜乐融融——"工作面面观"
1996	精神健康齐关注　消除隔膜乐融融
1997	精神健康齐关注　儿童心理要重视
1998	精神健康齐齐关注　基本权益人人共享
1999	人生历程多挑战　精神健康乐融融
2000	精神健康齐关注　雇主雇员迈向前——"精神健康与工作"
2001	齐创快乐工作间
2002	精神健康由家庭开始
2003	精神健康由家庭开始　豁达家庭心贴心
2004	积极乐观新一代　健康成长添色彩
2005	身心健康新一代　快乐成长创未来
2006	乐观积极　毋惧生活压力
2007	凝聚家庭力量　关注精神健康
2008	成长满挑战　积极乐向前
2009—2011	邻里互助展关爱　康复路上少障碍
2012	好精神　撑你行
2013	家添爱　好精神
2014	活到老乐到老——代代关注长者精神健康

表4-2　各政府部门/公营机构现时推行的公众教育措施

政府部门/ 公营机构	主要措施
康复咨询委员会辖下的公众教育小组委员会	每年制订合适的主题，以统筹各项康复服务公众教育计划的推展
劳工及福利局	每年拨款予非政府机构、地区组织和政府部门举办康复服务公众教育计划，加深市民对残疾人的接纳和了解。 社会福利署每年与各政府部门、非政府机构和地区组织合办"精神健康月"，提高市民对精神健康问题的认识，促使他们接纳精神病患者，鼓励精神病康复者融入社群 举办各项地区性和全港性的公众教育计划和宣传活动，鼓励市民积极协助残疾人融入社会
香港复康联会	联合各非政府机构、地区组织和政府部门举办一年一度的庆祝"国际复康日"活动，宣扬"伤健一家"的精神
公民教育委员会	拨款资助各非政府机构、地区组织和政府部门举办提倡平等机会的公众教育计划

续上表

政府部门/公营机构	主要措施
平等机会委员会	举办不同类型的宣传和公众教育活动，传递平等机会讯息 通过"平等机会社会参与资助计划"，鼓励地区组织举办活动，推广平等机会，消除基于残疾、性别、婚姻状况、怀孕和家庭岗位而产生的歧视
民政事务总署	由民政事务总署统筹，香港赛马会拨款予香港社会服务联会及属下会员机构筹办青少年暑期活动，促进健全和残疾青少年的互相了解，并让残疾人士参与服务社会的活动 在2006年12月举办"国际共融艺术节"，让伤健人士通过合作和艺术经验的交流，培养共融文化，以建设一个更包容关爱的城市

第五章

精神疾病康复服务成效评估

**精神疾病康复服务
成效评估简介**

精神疾病康复服务包括预防、发展及治疗三大内容。其中涉及不同年龄、性别、精神疾种病类及康复服务需要的人士及其家属，而社区教育工作亦有助康复人士获得社区人士的了解与接纳。因此，需要提供不同种类的服务，包括住宿服务、就业与职业康复以及社区服务，以切合他们的需要。

精神疾病康复的服务指标，包括产出指标及成效指标，必须经由有关政府或区民政局、社工机构及服务单位三方面共同协议制定，并在服务协议中注明。服务的具体内容、服务产出指标及成效指标的制定，一般以一年为期，而且需考虑是否可行及可否量化。以下为服务指标类型及评估指标项目的建议，其已根据服务种类作了区分。它们可因应服务社区的需要和条件而进行适当的调整。

表5－1 服务表现指标

	服务表现指标	住宿服务	就业与职业康复	社区服务
产出指标				
甲.	个案工作			
1.	个案收纳率	√	√	√
2.	制定个人康复计划率	√	√	√
3.	检讨个人康复计划率	√	√	√
乙.	小组工作	√	√	√
丙.	主题性活动（教育、成长、训练等类别）	√	√	√
成效指标				
1.	成功离舍率	√	不适用	不适用
2.	职业向上流动率（工作能力提升）	√	√	√
3.	联系至医疗系统	不适用	不适用	√
4.	联系至其他社区服务	不适用	不适用	√
5.	提升生活质量满意度	√	√	√
6.	自杀率	√	√	√
7.	暴力行为率	√	√	√
8.	精神疾病复发引致入院及服务终结率	√	√	√

服务表现指标的内容

1. 个案收纳率

社工统计每年服务单位收纳之康复者的平均百分率，旨在有效运用服务单位的资源，满足申请服务人士的需要。

2. 制定个人康复计划率

社工为康复者开设档案以更有系统地提供个案工作，并且根据康复者的需要及个人期望以及社工和工作团队的专业评估，与康复者共同制定个人康复计划。个人康复计划一般于收纳后 1 个月内订定。

3. 检讨个人康复计划率

为有效跟进个人康复计划是否能如期进行，社工会定期与康复者及相关人士面谈以检讨是否能达到拟定的目标，评估困难及需要提供支援的可行方案。一般情况下，个人康复计划会在每 6 个月举行一次的检讨会议上检讨并且为未来 6 个月拟定新的康复计划，但亦可根据康复者的情况，更紧密地跟进其进展以提供相应的协助。

4. 小组工作

小组工作的作用在于帮助康复者加深自我认识，发掘个人潜能，建立正面及积极的人生态度，提升生活技能以及对精神病患的理解。社工及服务单位的工作团队会就服务使用者常遇到的问题或需要，举办预防、发展、社教（如社交或兴趣班组和治疗性小组）活动。参加小组的康复者或家属一般以 6～12 人为限，并且不少于两个课程单元。

5. 主题性活动

服务单位针对康复者的特定需要，开展一次性或系列的主题活动。具体而言，主题性活动一般由社工或工作团队举办或组织。此类活动形式包括各类训练，如义工训练、领袖训练、历奇训练等；讲座则包括精神健康、压力与时间管理等内容；工作坊如亲子沟通、参观访问与交流等。

6. 成功离舍率

社工统计每年能于住宿单位完成的康复训练并且能成功达至社区独立生活的服务使用者人数，例如回家与家人共同生活，租住私人房屋及迁往更为独立自主的住宿服务等。

7. 职业向上流动率（工作能力提升）

服务单位需每年统计服务使用者于职业训练及工作

上能向上提升的人数的百分率，例如经过人生规划及个人辅导和其他职业课程练训支援，在庇护工场工作的人提升至辅助就业或公开就业水平，又或是由兼职进阶至全职的工作等。

8. 联系至医疗系统

社区服务单位需统计为康复者转介至医疗系统的年度数据，例如由精神科专科为其提供相关的精神状况评估以鉴别病情的严重程度，并且给予合适的治疗。

9. 联系至其他社区服务

社区服务单位需统计个案数据，为康复者转介至其他社会服务或福利机构以及寻求其他支援性服务和社区资源，以协助康复者获得适切的支援。

10. 提升生活质量满意度

服务单位采用实证为本的评估工具，每年收集接受服务的康复者对服务单位所提供的整体服务内容的评分。此外，服务机构亦需订定合适的回应百分率，以显示回应群组能达致合适的代表性。

11. 自杀率

服务单位记录每年于单位接受服务的康复者当中曾有自杀行为及最终身故的人数及占服务人数的百分率，以反映服务单位预防自杀风险的措施是否有效。

12. 暴力行为率

服务单位记录每年于单位接受服务的康复者当中曾有暴力行为（可包括言语暴力和肢体暴力及其他暴力事件）的人数及百分率，以反映服务单位在预防暴力行为方面的措施是否有效。

13. 精神疾病复发引致入院及服务终结率

服务单位记录每年于单位因精神疾病病情转差而入院，最终导致终止服务的康复者百分率。有关数据可反映他们精神稳定情况。

5.3 质量监管和服务质量标准

1. 服务质量标准

香港社会服务的服务质量标准模式，在管理及提供服务方面标明了社会服务单位应具备的质量水平。服务质量标准是依据以下四项原则制定的。

（1）明确界定服务的宗旨和目标，运作形式应予公开。

（2）有效管理资源，管理方法应灵活变通，具有创新性并得到持续改善。

（3）鉴定并满足康复者的特定需求。

（4）尊重服务使用者的权利。

2. 达成质量标准的工作流程

服务质量标准及其操作见表5-2。

表5-2　服务质量标准及其工作流程

监管范围/标准内容	操作实行
服务单位应制定服务政策及服务程序，并备有各种相关资料供康复者及相关人士阅读	● 准备精神疾病康复服务的单张供索取及阅读 ● 办公室/服务单位墙上挂备有与康复者相关的各种规章制度
服务单位应检讨及修订有关服务提供方面的政策和程序	● 中心内部设定了有各项服务流程与措施
服务单位社工应及时准确记录、存留服务资料	● 保存个案、小组、活动和其他与服务有关的文字记录，并定时交给所在社工机构存档
督导审阅所有个案及活动记录，并给予社工相应督导	● 每月完成审阅工作，并在有关记录上签名
所有职员、管理人员、管理委员会、理事会或其他决策组织的职务及责任均有清晰的界定	● 在机构内部管理文件里详细列明

续上表

监管范围/标准内容	操作实行
服务机构负责职员招聘，签订职员合约，发展、训练、评估和调派职员，明确职员纪律及处分守则	● 在机构内部管理文件里详细列明
服务单位对服务使用者提出的建议进行收集整理，据此建立评估程序	● 每次活动之后有适当的意见收集和评估 ● 及时整理服务使用者在服务结束之后对服务单位提出的意见及反馈 ● 定期举行总结会议以征询意见
服务单位设立收集及采纳康复者和职员意见的机制	● 在每次活动之后收集意见和评估 ● 在每年年底以总结会议形式征询社工和前线服务人员对服务的意见
服务单位制定确保财务管理有效的政策及程序	● 在机构内部管理文件里详细列明

续上表

监管范围/标准内容	操作实行
服务单位采取一切合理步骤，以确保职员和服务使用者处于安全的环境	● 服务单位定期勘查现场及邻近环境，确定是否存在安全问题，并制定和实施确保安全的策略 ● 凡发生在服务单位内并涉及职员和（或）服务使用者的意外或受伤事故以及当时的处理方法，均应记录在案 ● 服务单位确保所有服务器材均可得到维修。若情况适合，需在适当督导下使用这些器材 ● 提供并有效地保养所有消防设备及其他必需的安全设备 ● 备有与安全有关的制度和指引
服务单位确保康复者获得清楚明确的资料，知道如何申请和结束服务	● 服务单位的宣传单张和内部文件已列明申请和退出服务的规定
服务单位有计划地评估和满足康复者的需要	● 社工及服务单位团队应在每年年初制订年度计划 ● 每年年中及年终分别做年中总结及年终总结
尊重康复者保护隐私和保密的权利	● 服务单位采取保障隐私和保密措施，例如档案、内部保密资料均应放在档案柜内

参考文献

[1] American Psychiatric Association. Diagnostic and Statistical Manual of Mental Disorders (5th Edition) [M]. Washington, DC, American Psychiatric Association, 2013.

[2] Engel GL. The need for a new medical model: a challenge for biomedical medicine [J]. *Science*, 1977: 196, 129 – 136.

[3] WHO. International Statistical Classification of Diseases and Related Health Problems (Tenth Revision. Vols 1 – 3) [R]. Geneva, World Health Organization, 1992 – 1994.

[4] Hankin, B. L., Abramson, L. Y., Miller, N., & Haeffel, G. J. Cognitive Vulnerability-Stress Theories of Depression: Examining Affective Specificity in the Prediction of

Depression Versus Anxiety in Three Prospective Studies [J]. Cognitive Therapy and Research, 2004, 28 (3): 309 - 345.

[5] Hazelden Foundation. Handout 6: The Stress-Vulnerability Model of Co-occurring Disorders [R]. *Co-occurring Disorders Program: Family Program*.

[6] Beck, J. S. *Cognitive Behaviour Therapy: Basics and Beyond.* (2nd ed.) [M]. USA: The Guilford Press, 2011.

[7] Lohoff, F. W., Bloch, P. J., Hodge, R., Nall, A. H., Ferraro, T. N., Kampman, K. M., Dackis, C. A., O'Brien, C. P., Pettinati, H. M., & Oslin, D. W. Association analysis between polymorphisms in the dopamine D2 receptor (DRD2) and dopamine transporter (DAT1) genes with cocaine dependence [J]. *Neuroscience Letters*, 473 (2): 87 - 91.

[8] Medicines Information Centre. *Smoking and Drugs Interactions* [R]. UK: The Medicines Information Team, Pharmacy Department, Mersey Care NHS Trust, 2007.

[9] Zubin, J. & Spring, B. Vulnerability: A New View on Schizophrenia [J]. *Journal of Abnormal Psychology*, 1977, 86 (2), 103 - 126.

［10］Mental Health Evaluation & Community Consultation Unit. Early Psychosis：A Guide for Physicians ［M］. 2000，12 – 13.

［11］Anthony，W. A. Recovery from mental illness：The guiding vision of the mental health service system in the 1990s ［J］. Psychosocial rehabilitation journal，16（4），11.

［12］新生精神康复会. 复元动力 ［EB/OL］. 复元应用 . 2017—6—1. http：www. recovery. nlpra. hk.

［13］香港医院管理局. 2010 – 2015 年成人精神健康服务计划 ［R］. 香港：香港医院管理策略发展部，2011.

［14］Copeland，M. E. Wellness Recovery Action Plan：A system for monitoring, reducing and eliminating uncomfortable or dangerous physical symptoms and emotional feelings ［J］. Occupational Therapy in Mental Health，2002，17（3 – 4），127 – 150.

［15］Bandura，A. ，& Walters，R. H. Social Learning Theory ［Z］,1977.

［16］Sensky，T. ，Turkington，D. ，Kingdon，D. ，Scoot，J. L. ，Scoot，J. ，Siddle，R. ，& Barnes，T. R. A randomized controlled trial of cognitive-behavioral

therapy for persistent symptoms in schizophrenia re-
sistant to medication ［J］. Archives of general psychi-
atry. 2000, 57 （2）, 165 – 172.

［17］ Prochaska, J. O. , & Velicer, W. F. The transtheo-
retical model of health behavior change ［J］. Ameri-
can journal of health promotion. 1997, 12 （1）, 38
– 48.

［18］ Grant, E. A. , Swink, N. , Reinhart, C. , & Wituk,
S. The development and implementation of a statewide
certified peer specialist program ［J］. In Mental
Health Self-Help. Springer New York, 2010: 193
– 209.

［19］ Emily A. Grant, Nathan Swink, Crystal Reinhart, and
Scott Wituk in L. D. Brown ［G］ //S. Wituk. The
Development and Implementation of a Statewide Certi-
fied Peer Specialist Programme. *Mental Health Self-
Help*, 2010.

编后语

李永伟　社会服务发展研究中心总干事

　　社会服务发展研究中心（简称"社研"）作为中国内地与中国香港特别行政区两地社工经验交流和传承的重要平台，一直不遗余力地推动香港特别行政区和中国内地社会福利及社会工作的发展。在"社研"的统筹下，6家香港社会服务机构给予了大力支持，并积极参与献计献策，他们无私地将康复领域的实务经验撰写出来，与内地的社会服务机构分享。

　　"康复社会工作实务系列"丛书堪称集各家之所长，是康复工作经验的心血结晶，其最显著的特色是，强调社工在康复工作中的角色和定位。通过专题分享和介绍6大康复服务工作领域，让内地社工及当地社福机构能一窥康复服务在香港发展的硕果，也借此促进内地康复服务本土化的发展，并使两地交换彼此的心得经验，以扩阔视野和理念。

　　内地康复服务近年在各方面都有高速发展，内地和香港面对的同样挑战是康复专业人士——从社工到各类治疗师的培训。为推动及加强内地前线经验较浅的员工培训，我们期望通过该手册中集结的宝贵经验，与全国其他省市的社工人士及社会服务机构分享，让他们逐步了解社会工作实务的方向，清晰开展服务的目标，并在理论和实践层面都得到指引，从而丰富基础知识和提升实践能力。最重要的是，让其明白在进行服务设计及开展工作的过程中，为什么这么做、何时做及如何做这三个关键性的问题。

　　随着服务推进和经验积累，我热切期望有越来越多的香港机构和同工，加入经验汇编的行列，以促使内地社工队伍不断成长壮大，同时也让社工实务经验可以薪火相传。这套实务手册是康复服务经验集结的首次尝试，当中或有错漏抑或有待完善之处，我们愿意聆听各类反馈意见，继续丰富和汇编相关经验，面向全国的社福机构继续推广，以满足内地社会服务发展的需要。

社会服务发展研究中心简介

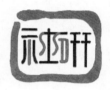

一、"社研"背景

社会服务发展研究中心（下称"社研"）是香港注册非牟利服务机构，"社研"是由一群从事社会福利服务工作的社会工作者及主管发起，并在 1998 年成立。秉持"以人为本"的信念，"社研"一直致力于促进香港和内地社会福利及社会工作的发展。"社研"自 2007 年开始在深圳启动"先行先试"的社工专业督导计划，现时曾接受"社研"香港督导及顾问培训的学员遍布全国。2011 年"社研青年议会"成立，以"燃亮两地社工情"为使命，承先启后，继往开来。同时"社研"亦于 2013 年在广州市番禺区注册成为社工机构，积极在各方面支持内地社工的专业发展。

二、"社研"工作

1. 内地社会工作专业发展

由 2007 年开始，"社研"积极配合国家的社工发展工作。由"盐田计划"及"深圳计划"开始，再有及后的"东莞计划""广州计划"等，都是社会服务发展研究中心与内地合作的计划。通过这些香港内地之间的合作，让内地可参考香港当年建立社会工作制度的宝贵经验、现时成熟的社会工作制度，以及借助多位经验丰富的资深本地社工的力量，帮助内地更有效地发展具有内地特色的社会工作制度。在"社研"与其他协办机构合作下，已派出诸多资深社工督导赴深圳市各区为社工开展督导工作，以协助内地发展社工本土化事宜。

2. 培训

为促进香港与内地的社会福利服务交流、协助两地社会服务机构发展人力资源，提升业界的服务质量，"社研"积极举办各项专业培训课程、研讨会和分享会，亦与两地不同的机构鼎力合作，举行大型研讨会议，让业界能交流彼此经验，掌握最新发展信息；亦能就业界关注的议题进行深入的探讨，以扩阔彼此的视野和理念。

3. 调查研究

除了促进香港与内地的沟通和交流外，"社研"亦致力进行各项有关本港与内地两地社会的研究调查，为两地政府、决策者和业界提供最新的社会动向和民意，旨在使政策制定得宜，符合社会实际情况和需求。

4. 交流

社会服务发展研究中心自 1998 年成立以来，举办了多次两地的交流考察活动，考察社会福利服务及交流当地风土民情，促进内地与香港两地的相向交流、认识、了解、相互学习和借鉴，在促进共融与进步的同时，增强了进一步合作，发展了两地的社会福利服务。

5. 推动香港业界发展

为凝聚社福界力量，关怀弱势社群生活素质，替社工争取权益，加强推动内地和香港社会福利及社会工作的发展，为构建两地和谐社会做出贡献，"社研"于 2011 年正式成立"社言港心"工作小组。通过举办不同活动，就社福发展及民生议题直接向政府有关官员表达意见。

6. 协助内地单位来港交流考察

"社研"协助内地不同单位到香港考察社会福利制度及社工发展，以加促内地推展社工服务的步伐。当中亦通过与香港同工的互相讨论和经验分享，提高了两地人员的共识和视野，加强了两地的交流合作。

社会服务发展研究中心总办事处

电话：（852）2817 6033

传真：（852）2816 0677

电邮：issd@ socialservice. org. hk

QQ：2755389992

新生精神康复会
简　介

　　新生精神康复会（以下简称"新生会"）成立于
1965 年，是专注发展精神健康服务的非政府社会服务机
构。"新生会"通过专业服务、社会企业、推动互助及
家属支援，致力为精神疾病康复者争取平等机会，协助
他们改善生活质量，以达至全面融入社会之目标。"新
生会"属下设有超过 65 个服务单位/工作项目，每年服
务逾 18 000 人。为推动社会共融及支持精神疾病康复者
自力更生，"新生会"自 1994 年开始率先发展不同形式
的社会企业，以提供实地培训及就业机会。现时属下共
有 21 项社会企业，业务包括零售、餐饮、生态旅游、清
洁服务、物业管理及直接销售等。"新生会"辖下的赛
马会新生精神康复学院更积极筹办专业课程，为从事精
神健康服务工作的同工提供专门训练。

　　"新生会"自 2009 年起推动发展复元为本的服务，
通过成立复元事工小组，开展融合训练、研究与实践，
有效地在服务单位推行复元模式，目的是让精神疾病康
复者重新认识自己、建立正面自我形象、成为复元历程

的中心及重建有意义生活的康复过程的主体。此外，"新生会"亦多次举办研讨会，推动香港精神康复服务的转型，以期在医疗团队、家人、朋辈及公众的尊重和支持下，让康复者能享有全面发展的机会并选择自己的生活目标，活出超脱病患以外的希望人生。

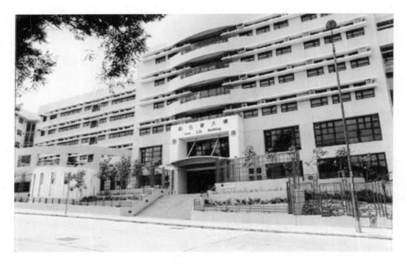

新生精神康复会大楼

新生精神康复会网页：http://www.nlpra.org.hk

联系电话：（852）2332 4343

传　　真：（852）2770 9345

电　　邮：hoahlpra.org.hk